ステージ4でもあきらめない
代謝と栄養でがんに挑む

佐藤俊彦

GENTOSHA

はじめに

「もうあきらめなくていい!」
――進行がんの患者さんとご家族を救う究極のレスキュー

この本を手にとられた方の多くは、進行がんにお悩みの患者さんや、再発を何としても防ぎたいがんサバイバーの方、あるいはそのご家族なのではないかと拝察します。

本書は、そうした方々に向けて、**ステージ4でもがんの進行を抑え、転移や再発を防ぐ方法がある**――ということをお伝えするための本です。

私自身も30代のときにがんを克服したことがあるがんサバイバーのひとりです。

そのときの経験が、「ステージ4でもあきらめない！」という、私のがん診療のポリシーになっています。

本書のタイトルにも、前著『ステージ4でもあきらめない最新がん治療』（幻冬舎より2022年に出版）のタイトルにも、このポリシーを掲げています。

大変光栄なことに、前著をお読みになって私のクリニックにおみえになる患者さんが今も絶えません。

みなさんのお話を伺うと、**がんの標準治療（手術・抗がん剤治療・放射線治療）だけにとらわれない、より効果の高い治療を求めている患者さんが増えている**ことを強く実感します。

本書では、そうした思いを真摯に受けとめ、前著でご紹介した内容に加え、最新知見によるさらに新しいがんの治療法と、がん予防の画期的なセルフケア方法についてご紹介します。

その鍵を握るキーワードは、「メチオニン」という必須アミノ酸の一種です。あまり耳慣れない言葉かもしれませんが、簡単にいいますと、メチオニンに着目して栄養をコントロールすることにより、進行がんの検査・治療・予防の効果が飛躍的に上がります。

なぜそんな画期的なことが可能なのでしょうか？

その理由は、**がんの発生には遺伝子の異常だけでなく、代謝の異常も深く関わっている**ことが最新の研究で明らかになったからです。

詳しいメカニズムは第2章でご説明しますが、メチオニンを利用した全身のＰＥＴ－ＣＴ検査をすることで、がんの代謝状態が把握できます。これによって、がん検査の精度が格段にアップします。

また、放射線治療と併用してメチオニンを抑える「メチオニナーゼ」というサプリメントの摂取と食事法を実践することで、進行がんの増殖をストップさせることができます。

しかも、メチオニンを抑えるサプリメントと食事法には、**抗がん剤のような身体にダメージを与える副作用の心配**が一切ありません。

つまり、メチオニンに着目した最新メソッドは、がん患者さんとそのご家族を救う〝究極のレスキュー〟といえるのです。

実際にメチオニンを制限することによって、余命宣告された患者さんが回復した事例が数多くあります。

「広範囲に転移した進行がんが、手術せずに半年余りですべて消えた！」というがんサバイバーの方の体験談も第2章で詳しくご紹介します。

これからはがんを未然に防ぐ「0次予防」の時代

2人に1人ががんになり、3人に1人ががんで命を落とす——といわれるようになって、もう10年以上が経過しています。残念ながら、現在もその状況は変わっていません。それどころか、高齢化に伴ってがんの罹患率も死亡率も増加しています。

しかし、がんという見えない敵の襲撃に対して、ただ受け身でいるわけにはいきません。これからの時代は、自己治癒力を高めて、がんにもっと積極的に立ち向かっていく必要があります。

そのためには、**がんの発生を未然に抑える「0次予防」が不可欠**です。

0次予防とは、生活習慣などを改善してがんのリスクを低減する1次予防でも、健康診断のように早期発見・早期治療を目指す2次予防でもなく、がんそのものを発生させないようにする予防対策です。

私たちの体内では、**1日に約3000個以上ものがん細胞が発生している**といわれています。どんなに健康な人であっても、がんになるリスクに毎日さらされているのです。

もちろん、そうしたリスクは体内の免疫機能によって抑えられているわけですが、加齢とともに免疫の働きが落ちれば、がんになるリスクも高くなります。

しかし、メチオニンに着目した予防対策を実践すれば、がん細胞の代謝をブロックできるので、がん化するのを未然に防ぐ0次予防が叶います。

決して後悔することのない最良の選択を――

音楽家の坂本龍一さんは、2023年に世界中に惜しまれて逝去されました。

彼は2014年に中咽頭がんが見つかり、放射線治療と抗がん剤治療で寛解したといわれています。

しかし、6年後の2020年に今度は新たにステージ4の直腸がんが見つかり、余命半年と告げられました。

「何もしないで半年過ごすか、副作用に耐えながら5年生きるか」

坂本さんはアメリカの病院でがんの転移に気づけなかったことを激しく後悔し、これからどうすべきなのか悩んだことを日記で告白しています。

その後、幾つかの転移を手術で切除したものの、治療のつらさに耐えかね、最後はご自身で緩和ケアを希望されました。

2024年に放送された『NHKスペシャル Last Days 坂本龍一 最期の日々』では、坂本さんが「安楽死を選ぶか」とまで思いつめていた様子が生々しく写されていました。

かけがえのない命に関わることなので、がんになればどんな方でも悩まれます。

そのときに、**どんな医療機関で、どんな検査を受け、どんな治療を選ぶか**によって、生死が大きく分かれます。

たった今、がんと懸命に闘っている人。

がんを克服したけれど、再発を恐れている人。

そんな方々を親身に支えるご家族。

ひとりでも多くの方に、がんの最新知見を深めていただき、決して後悔することのない選択をしていただきたいと願っています。

本書は、がんにお悩みの方はもちろん、がんを未然に防ぎたいと願っているすべての人にとって、希望の一冊となると信じています。

一説では、**新型コロナウイルスワクチンの影響により、がんの罹患数が増えている**という指摘があります。

米ファイザーは、株主総会でコロナ禍の収束により新型コロナウイルスワクチンの需要が減っても、今後はがんの罹患が増えるので、がん関連の製薬の需要が見込めると説明しており、2023年にはがん治療薬を手がけるアメリカの製薬企業シージェンを約430億ドルで買収しています。

また、プラハで開催された国際会議「GLOBSEC Forum 2024」でも、世界有数の製薬企業ロシュが今後がんの罹患が約70%増えるという予測をしています。

これからますますがんの予防と治療が重要になると思われる中、ぜひ本書をご参考にしていただければ幸いです。

2024年秋

宇都宮セントラルクリニック理事
放射線科専門医

佐藤　俊彦

ステージ4でもあきらめない
代謝と栄養でがんに挑む
CONTENTS

第2章 最新がん治療の決め手は「メチオニン制限」

第3章　がんも老化も防ぐ最新のホメオパシー医療

装幀／石川直美（カメガイ デザイン オフィス）
DTP／美創
編集協力／圓井順子　轡田早月
企画・編集／木田明理（Coral）

第1章

従来の標準治療から、新しいがん治療へ

なぜ標準治療だけでは進行がんの患者さんを救えないのか?

かつて、がんは不治の病といわれていました。

けれど、医療技術の進んだ現代では、決して不治の病ではありません。

同じように、最新のがん医療の世界では、これまで「常識」と思われていたことが、別の常識に変化していくことがあります。

がんの「標準治療」は、まさにその代表例といえます。


「がんになったら標準治療しかない」

「標準治療以外は効果がない」

もし、医師にそういわれても、そこであきらめる必要はまったくありません。

なぜなら、**標準治療だけでは進行がんの患者さんの8割以上は救えない**という事実が実際の医療現場で判明しているからです。

にもかかわらず、**標準治療に偏ってきた結果、がんが日本人の死因トップになっている現状**を見過ごすわけにはいきません。

ご存知の通り、がんの標準治療は「手術」「抗がん剤治療」「放射線治療」の3つが基本とされています。

それを全否定するわけではありませんが、日進月歩で進化し続けているがん治療の選択肢が、いつまでもその3つだけでないことは確かです。

がんの進行度や悪性度、患者さんの全身状態などに合わせて、標準治療だけではないプラスアルファの治療を行うことで、予後がまったく違ってきますから。

特に進行がんの患者さんは、どの治療法を選択するかによって、命を左右されることがあります。

受診する医療機関や主治医によって、がんの治療に対する知識や方針が異なると思いますが、どの治療法を選ぶか決定するのはあくまでも患者さんとそのご家族です。
ゆえに、標準治療だけではない、より有効な最新の治療法があることを、ぜひみなさんに知っておいていただきたいのです。

生死を分ける治療の選択

最新のがん治療法についてご説明する前に、がんについての基本事項と、今までのがん治療について少し整理しておきたいと思います。

まず、がんを発症するまでの経緯をお話しします。

本書の「はじめに」でもお話しした通り、私たちの体内では正常な細胞の一部に異変が起きることで、毎日3000個以上ものがんのもとになるがん「もどき」の細胞が発生しています。

がんもどきの細胞が発生する原因は、身体の外から入ってくる**ウイルスや、紫外**

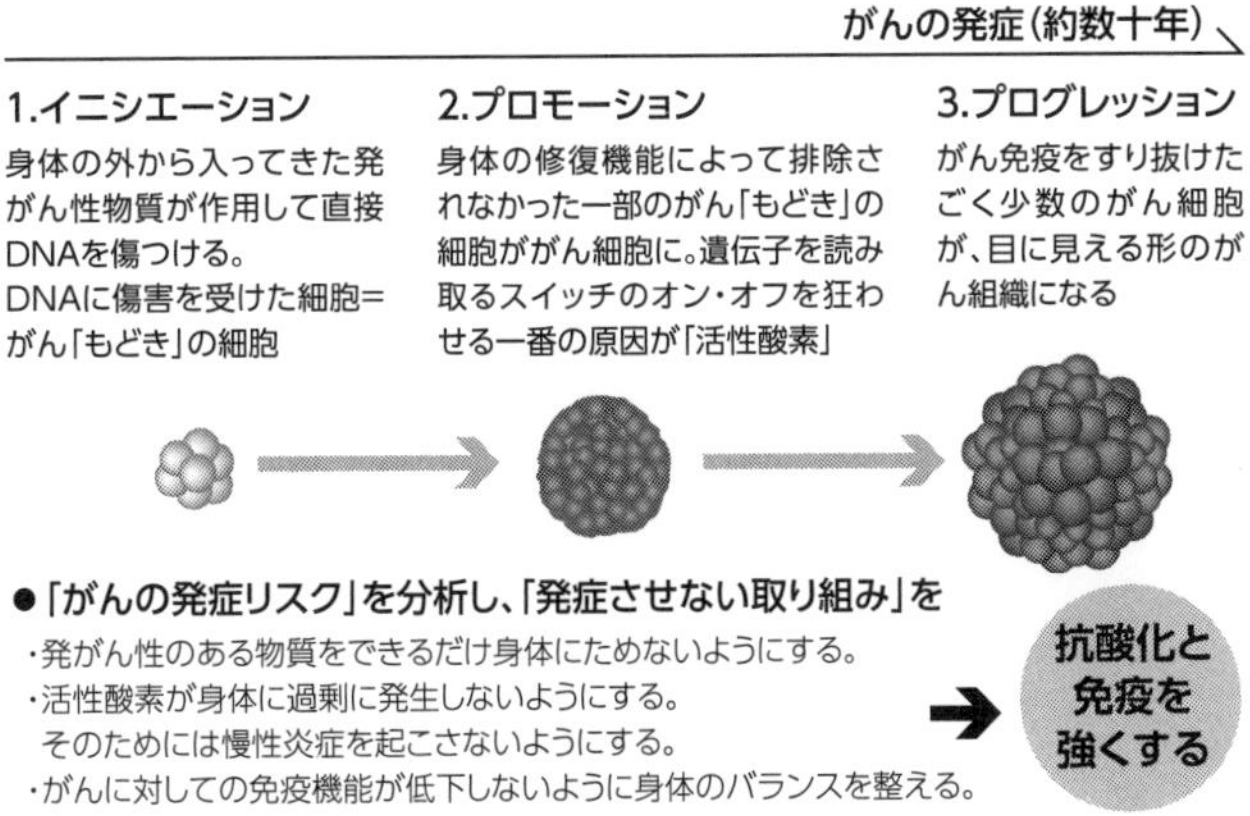
がんの発症（約数十年）
1.イニシエーション
身体の外から入ってきた発がん性物質が作用して直接DNAを傷つける。
DNAに傷害を受けた細胞＝がん「もどき」の細胞
2.プロモーション
身体の修復機能によって排除されなかった一部のがん「もどき」の細胞ががん細胞に。遺伝子を読み取るスイッチのオン・オフを狂わせる一番の原因が「活性酸素」
3.プログレッション
がん免疫をすり抜けたごく少数のがん細胞が、目に見える形のがん組織になる
●「がんの発症リスク」を分析し、「発症させない取り組み」を
・発がん性のある物質をできるだけ身体にためないようにする。
・活性酸素が身体に過剰に発生しないようにする。
そのためには慢性炎症を起こさないようにする。
・がんに対しての免疫機能が低下しないように身体のバランスを整える。
抗酸化と免疫を強くする

—— がん発症までの経緯 ——

（小西康弘「［連載］自己治癒力を高めるための機能性医学 第7回」THE GOLD ONLINEより）
https://gentosha-go.com/articles/-/40534

線、発がん性物質によって、体内で過剰に発生する活性酸素と考えられています。

身体の修復機能によって排除されなかったがんもどきの細胞は、免疫作用もすり抜けて遺伝子を傷つけ、体内で分裂を繰り返して大きくなり、約数十年でがん化した腫瘍になります。

0次予防でがんを発生させないためには、活性酸素を除去したり、免疫力を強化したりして、がんもどきの細胞ががん化するのを防ぐことが大切です。

腫瘍が小さなうちに早期発見すれば、

約9割は治すことができます。

しかし、定期的に検診を受けていないと、気づかないうちにがん化していき、周囲の正常な組織に少しずつ浸潤《しんじゅん》して勢力を拡大していきます。最初にがんが発生した場所を「原発巣《げんぱつそう》」といいますが、原発巣から周囲に浸潤したがん細胞は、血管やリンパにも入り込み、別の臓器や器官に転移して進行がんになっていきます。

がんのステージ分類は部位によって異なりますが、目安は次の通りです。
ステージ1は、粘膜層にとどまっている早期がん。
ステージ2は、粘膜層を越えているけれど、リンパ節には浸潤していない初期がん。
ステージ3は、周囲のリンパ節などに転移した進行がん。
ステージ4は、原発巣から離れた臓器や組織にも遠隔転移している進行がん。

末期がんは、遠隔転移したがんが全身に広がった状態。

転移した**進行がんをストップできるか、あるいは末期がんになってしまうか——**。

それを左右するのは、「どんな検査や治療法を選択するか」にかかっているのです。

転移したがんに抗がん剤が効かない理由

抗がん剤治療は標準治療のひとつですが、転移のある進行がんになると、多くの医師は患者さんに抗がん剤治療をすすめます。

特に患者さんが高齢だったり、心臓や肺に疾患を抱えたりしている場合は、身体に大きな負担がかかる手術をすることが困難です。そのため、「抗がん剤治療しか方法がありません」という医師が多いのです。

しかし、抗がん剤の有効性はがんの種類や進行度、患者さんの状態などに左右されるので、必ずしも効果があるとは限りません。

さらに、「抗がん剤治療でがんが縮小したと喜んでいたら、別の臓器に転移が見つかってがっかり……」「原発巣のがんに効いた抗がん剤が、転移したがんには全然効かない」というケースも多々あります。

転移したがんに抗がん剤が効かない理由は、がんが最初に発生した原発巣の遺伝子と、別の場所に転移したがん細胞の遺伝子が異なっていることが多いからです。

さらに、抗がん剤には「副作用」という大きなリスクがあります。

抗がん剤に含まれる化学成分には、増殖の速いがん細胞を殺傷する特性がある一方、粘膜や皮ふ、毛髪などの正常な細胞も傷つけます。

そのため、口内炎や脱毛、皮ふの色素沈着、吐き気、食欲不振、下痢、手足のしびれ、全身のだるさなど、薬剤によってさまざまな副作用が現れます。

それによって患者さんのＱＯＬ（生活の質）が下がり、体力や免疫力もどんどん奪われていくという悪循環に陥ります。

「がんが消えてほしい！」という一心で、つらい副作用に耐えながら抗がん剤治療を受けても、効果が一向に出ないと、患者さんの精神的なストレスも増大します。

患者さんの中には、副作用に耐えかねて治療を断念される方も少なくありません。

特に高齢の方には身体により大きな負担がかかるため、がんのせいではなく、副作用によって全身状態が悪化して命を落とされることもあります。

遺伝子検査で進行がんに効く分子標的薬を特定

抗がん剤治療が効かないという問題を解決する治療法として、近年とり入れられているのが「分子標的薬《ぶんしひょうてきやく》」です。

分子標的薬とは、患者さんの**遺伝子検査により、その患者さんのがんに効く確率が高いと特定された抗がん剤**のことです。

がんに関係する遺伝子は500以上もあるといわれますが、遺伝子検査なら、患者さんのわずか20mlの血液から遺伝子情報を網羅的に解析できるため、患者さんのがんの遺伝子に合う分子標的薬がピンポイントで判明します（※ステージ1～2の初期がんや、血液悪性腫瘍は除く）。

従来の抗がん剤治療は、病名に対して適応する抗がん剤を選択していたため、患者さんにどの程度効くか否かが予測不可能でした。このため、抗がん剤の効果もないまま副作用に苦しめられる患者さんが大勢いました。

けれど、遺伝子検査で患者さんのがんに有効な分子標的薬を特定できれば、効かない抗がん剤の副作用に苦しめられるリスクを避けることができます。

また、遺伝子検査は血液採取だけで可能なので、がん細胞に針を刺して吸引したり、メスで切除したりする生検（生体検査）を行う必要がなく、患者さんの身体の負担も軽減できます。

今までは脳のように生検ができない部位のがんや、生検で網羅できない多発転移しているがんは詳細を確認できませんでしたが、遺伝子検査ならそうした問題もクリアできます。

分子標的薬によって抗がん剤の治療効果が格段に高くなることから、がんの進行を抑制し、治療期間も短縮できるというメリットがあります。こうした治療を**がんゲノム医療=プレシジョンメディスン**といいます。

分子標的薬だけでは進行がんをストップできない

分子標的薬のさまざまなメリットについてお話ししましたが、じつは分子標的薬にはひとつ大きな問題があります。

それは、**分子標的薬だけではがんの進行を完全にストップさせることができない**ということです。

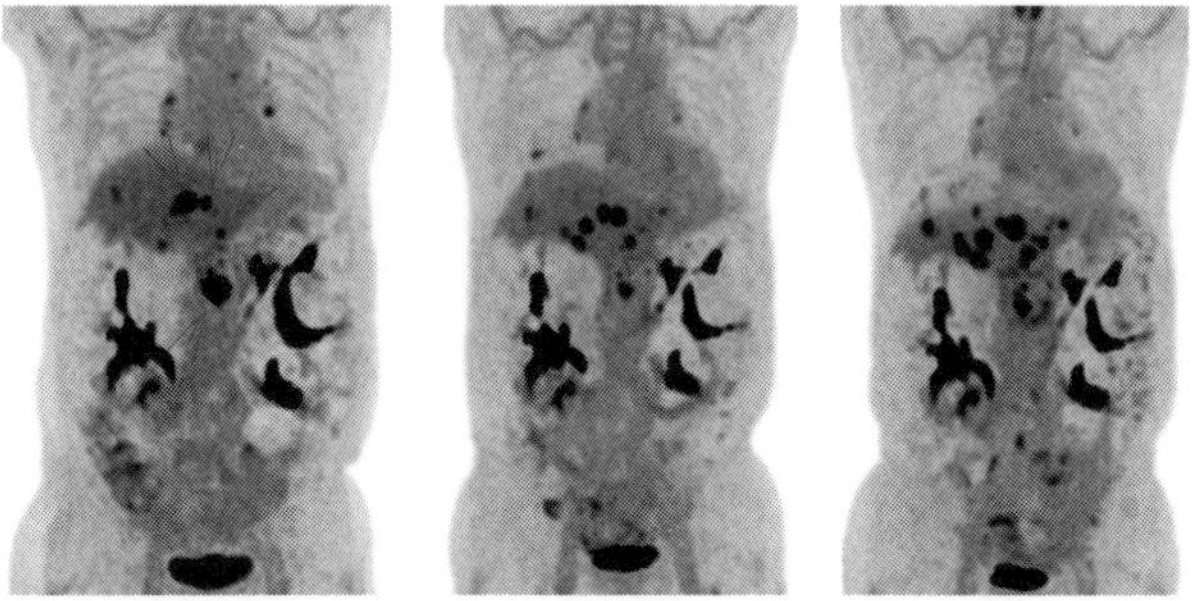

2020.6.24　2020.12.19　2021.4.10

―― 膵臓がんが肝臓に転移した患者さん ――

膵臓がんが肝臓に転移した患者さんに対して遺伝子検査をして、ベージニオという分子標的薬が効くことが判明したため投与。放射線治療と免疫細胞療法も併用し、膵臓がんは縮小。しかし、ベージニオが効かないがんが肝臓に転移して増殖している。

例えば、遺伝子検査で特定した分子標的薬によって、原発巣のがん細胞が小さくなって増殖が抑えられたとします。

しかし、残念ながらそこでがんの進行が治まるわけではありません。

なぜなら、原発巣のがんとは違う別の遺伝子異常のがん細胞が新たに増えて転移してしまうからです。

そこで、新たに増えたがん細胞に効く別の分子標的薬を使います。

すると、さらに別の遺伝子異常のがん細胞が増えてしまいます。

つまり、どこまでいっても分子標的薬

と新たながん細胞とのいたちごっこになり、遺伝子異常のがんが増え続けて、がんの進行を抑えられないのです。

こうしたことから、がん＝遺伝子の異常という考え方そのものに問題があるのではないかということがわかってきたわけです。これは本書の主眼であるメチオニン制限につながることなので、第2章で詳しくお話しします。

転移したがんには放射線治療が必須

進行がんは、周囲に広がったり、他の部位にも転移したりしやすく、がんの性質自体が変化しやすい特性があります。

そのため、分子標的薬で原発巣のがんを縮小させても、がんが身体のあちこちに転移し、体内の免疫細胞の網にかからないように変性しながら、増殖し続けるのです。

では、分子標的薬を投与することに意味はないのでしょうか？

そうではありません。分子標的薬だけではがんの転移や進行を抑えられませんが、

分子標的薬と放射線治療を併用することで、治療効果を高め、がんを根治させる効果が期待できるからです。

それによってステージ4の患者さんでも、がんが収縮して生存率が上がることが実証されています。

ただ、放射線治療は手術、抗がん剤治療と並ぶ標準治療法のひとつであるにもかかわらず、日本では手術や抗がん剤治療を優先させることが多いのが実情です。その理由は、放射線治療は治療効果が低いとか、放射線を浴びると被曝《ひばく》して健康な組織が傷つくとかいった根拠のない誤解があるからです。

しかし、放射線治療には、手術や抗がん剤治療にはないメリットがあります。まずひとつは、手術前に放射線治療を行いがんを縮小させ、手術時にかかる患者さんの身体ダメージを最小限に抑えられるという点です。

放射線治療だけでがんが消滅すれば、手術自体を回避することもできます。

また、放射線治療は全身のさまざまながんの治療に有効です。

しかも、がんの病巣だけをピンポイントで狙い撃ちできるので、**正常な組織を傷つけずに治療**できます。放射線を病巣に照射すると、がん細胞の遺伝子が切断されるので、がんが自滅したり、増殖が抑えられたりするのです。

近年は、再発したがんに有効な「サイバーナイフ」や、転移・多発がんに有効な「トモセラピー」といった身体に負担の少ない高精度放射線治療が普及しているので、それらを併用することで、多様な進行がんの治療に効果を発揮します。

もし、がんが全身に転移していても、原発巣に放射線を照射するだけで、照射していない部位に遠隔転移したがんも消滅させられる「アブスコパル効果*注」も期待できます。

加えて、放射線治療は疼痛や出血といった進行がんの症状をやわらげる緩和治療にも役立ちます。

さらに、放射線治療は手術のように全身麻酔をしたり、メスを入れたりしないので、入院する必要がありません。手術の場合は入院や退院後の静養期間が必要になりますが、**放射線治療なら通院だけで治療を完了**できます。

高齢者の場合は手術そのものが受けられないことが多いですが、放射線治療は年齢を問わず受けられるというメリットもあります。

放射線治療後の免疫細胞療法でがんの増殖をストップ

放射線治療は、がんと闘ううえで欠かせない免疫機能にもプラスの効果をもたらします。なぜなら、放射線治療を行うと、がん細胞の遺伝子が放射線で切断され、体内の免疫細胞が優位になるからです。

ただ、がんになると、がん細胞を攻撃する免疫細胞のT細胞が過剰に働いて、正常な組織まで攻撃するため、免疫機能を調整し、免疫機能を落とすことで、がんを排除するだけでなく、受け入れて共存する免疫寛容状態をつくります。

T細胞はがん細胞を攻撃しつつ、免疫が暴走して自己免疫疾患に陥らないように、免疫を抑制するブレーキも同時にかけます。このブレーキ作用を「免疫チェックポイント」といいます。

ところが、悪賢いがん細胞はこの免疫チェックポイントを逆手にとって、T細胞の攻撃を巧妙に排除してきます。

その結果、がん細胞への攻撃力がパワーダウンするため、がん患者さんの免疫力が落ちてしまうのです。

がん患者さんの免疫力が下がれば、がんが増殖するリスクも上がります。

---

*注　アブスコパル効果：原発巣のがん細胞に放射線を照射すると、がん細胞が死滅する際に免疫を刺激するたんぱく質やがん抗原などの物質が放出される。それを免疫系の樹状細胞やマクロファージが吸収し、原発巣と同じ性質のがんを攻撃する免疫細胞（細胞障害性Tリンパ球）を活性化させる。すると、別の場所に転移したがん細胞も見つけ出して攻撃するため、放射線を照射していない転移がんも縮小する。

そうしたリスクを軽減するのに有効なのが、体内に備わっている免疫力を強化する「免疫細胞療法」です。

免疫細胞療法は、標準治療に次ぐ「第4の治療法」といわれています。

免疫細胞療法のひとつである「BAK療法」は、自分の免疫細胞を採血によって体外に取り出し、培養・活性化して大量に増殖させ、点滴によって再び体内に戻す方法なので、副作用もほぼなく、身体に優しい治療法といえます。

放射線治療とこの免疫細胞療法を併用することで、放射線を照射していない転移巣のがんも小さくなるアブスコパル効果も期待できます。

「免疫チェックポイント阻害薬」の併用で免疫力をさらに強化

BAK療法に加えて、がん細胞への攻撃力をキープする「免疫チェックポイント阻害薬」を併用すると、さらに治療効果が上がります。

進行がんの場合は、サイバーナイフやトモセラピーなどの高精度放射線治療後に、**免疫チェックポイント阻害薬と免疫細胞療法を併用する**ことで、がんの進行を多方面から食い止めることができます。

免疫チェックポイント阻害薬とは、免疫細胞が暴走しないようにT細胞の働きを抑制する免疫チェックポイントの働きを利用した薬です。

免疫チェックポイント阻害薬を活用した免疫治療法は、2014年に日本で初めて悪性黒色腫で保険適用されて以来、さまざまながん治療に使われており、治療効果を上げる研究が進められています。

免疫チェックポイント阻害薬を使うと、T細胞をはじめとする免疫細胞の働きを阻害しようとするがん細胞に作用して、身体の免疫機能にブレーキがかかるのを防いでくれます。それによって、がん患者さんの免疫力が強化され、再発や転移のリスクを低減する効果が期待できます。

免疫チェックポイント阻害薬の種類によって、がん細胞に作用する場所や働き方が異なるので、治療効果のあるがんの種類も異なります。

そのため、進行がんの患者さんには複数の免疫チェックポイント阻害薬を使い分けることが大切です。

進行がんには「温熱療法」や「塞栓術」も有効

進行がんの患者さんの治療には、放射線治療後に、免疫チェックポイント阻害薬や免疫細胞療法を補強する意味で、「温熱療法」の併用も効果的です。

温熱療法とは、低出力のラジオ波をがん細胞だけに照射し、42℃程度に加温してがん細胞の細胞膜だけを攻撃・破壊する治療法です。

がん細胞に熱を送り込むと、**細胞の内側と外側に大きな温度差ができるため、がんを自殺（アポトーシス）に誘導できる**のです。

また、熱によって細胞の修復や分解に役立ったんぱく質「ヒートショックプロテイン（HSP）」が誘発されるので、がん細胞を攻撃する免疫細胞も活性化します。当院で行っている腫瘍温熱療法「オンコサーミア」は、全ステージのあらゆる種類の固形がんに適用できます。

温熱療法によって、手術や抗がん剤治療、放射線治療、免疫療法などの効果を上げることが期待できます。

がんの手術ができない進行がんの患者さんには、がん細胞が栄養を取り込むルートを一時的に塞いで、がん細胞を死滅させる治療法「塞栓術（TAE）」も有効です。

塞栓術は、肝臓がんや、腎臓がん、肺がん、子宮がん、乳がん、ぼうこうがん、骨腫瘍などによく用いられています。

治療の際は、局所麻酔をして太ももの動脈に細いカテーテルを挿入し、動脈を塞ぐ薬と抗がん剤を注入することで、がん細胞の栄養補給ルートを一時的に断ちます。

発熱などの副作用が出ることがありますが、抗がん剤の副作用よりは負担が軽いといえます。

第1章では、標準治療プラスアルファのさまざまながん治療の方法をダイジェストでご説明しましたが、第2章では、さらにこの先の画期的な最新がん治療の方法について、詳しくご紹介します。

第2章

最新がん治療の決め手は「メチオニン制限」

がんは遺伝子異常ではなく代謝異常だった

今までがんの主な原因は遺伝子、つまりDNAの異常であるといわれてきました。しかし、最新の研究でがんの原因には「代謝」の異常が大きく関与していることがわかってきたのです。

第1章で、分子標的薬についてお話ししたのを覚えていますか？遺伝子検査で患者さんのがん細胞に効くと判明した分子標的薬を投与すると、そのがんは小さくなるけれど、別の遺伝子異常のがんが新たに発生してしまいます……。なので、いつまでたってもがんの進行を抑えられないというお話をしましたよね。

もし、がんが遺伝子の異常だけで発生するのなら、理論的には遺伝子検査で効果があると特定された分子標的薬によってがんの進行を完璧にストップできるはずですよね。

でも、実際にはがんの進行を抑えきれないわけです。

ということは、つまり**がんの原因＝遺伝子異常という、今までのがん医療の常識そのものが正しくなかった**のです。

これは、従来のがん医療の常識をくつがえす非常に画期的なことといえます。

しかし、じつは今から約１００年前の１９２０年代に、がんの原因は代謝異常であるという論文をいち早く発表していた学者がいました。

ドイツのノーベル賞学者オットー・ワールブルク博士です。

ワールブルク博士は、長年にわたる生化学の研究により、**がん細胞が増殖する際、正常な細胞よりも大量のグルコース（ブドウ糖）を取り込む**という特性を見出しました。

これを「ワールブルク効果」といいます。

例えば、ワールブルク効果を利用したＰＥＴ検査は、最新のがん医療現場で欠かせないものとなっています。

また、がんの天敵であるケトン体を利用した「ケトン食療法（ケトジェニック食療法）」も、ワールブルク効果に基づくがん予防法のひとつです。

さらに、がんのエネルギーを遮断するがん抑制サプリメント「CPL」も、ワールブルク効果に根差した画期的な治療法です。

これらの代謝異常説に基づいた最新のがん治療法については、のちほど詳しくご説明しますが、その前に、代謝の基本的な仕組みについて整理しておきましょう。

代謝のメカニズムとがんの関係

代謝とは、**私たちの体内で起こる化学反応の総称**です。

その作用をひと言でいうと、生命活動そのものです。

代謝の働きによって、呼吸や食事によって体内に取り込んだ酸素や栄養素が、生命維持に必要なエネルギーに変換されるのです。

代謝によって体内でエネルギーが生成される際、2つの代謝系統が使われます。

ひとつは「解糖系」、もうひとつは「ミトコンドリア系」といいます。

それぞれのメカニズムの違いを見ていきましょう。

●解糖系のエネルギー生成

解糖系は、細胞内で酸素を使わずにエネルギーを素早く生成します。

酸素を燃やす必要がないので、瞬発力がありますが、持続力はありません。

100メートル走のような短距離走や激しい筋トレは酸素を使わないので無酸素運動といわれますが、解糖系のエネルギーが使われています。

解糖系では、まず食事で摂取した炭水化物をグルコース（ブドウ糖）に分解します。

次に、グルコースはピルビン酸という有機化合物に分解されます。

さらに、ピルビン酸が乳酸に変換されます。

炭水化物→グルコース（ブドウ糖）→ピルビン酸→乳酸

●ミトコンドリア系のエネルギー生成

ミトコンドリア系は、細胞のエネルギー工場と呼ばれる小器官「ミトコンドリア」で、酸素を使ってエネルギーを生成します。ミトコンドリアは細胞ひとつにつき、約100～2000個もあるといわれています。

ミトコンドリア系のエネルギーは、解糖系よりも効率よく大量に生成できるので、持続力があります。

そのため、マラソンのように酸素を燃やして長時間持続する有酸素運動のときは、ミトコンドリア系のエネルギーが使われます。

ミトコンドリア系では、食事で摂取した炭水化物やたんぱく質、脂質などの栄養素が、乳酸やエネルギー代謝の中間体であるアセチルCoA（アセチルコエンザイムA）にそれぞれ変換されていきます。

炭水化物→グルコース（ブドウ糖）→ピルビン酸→乳酸

たんぱく質→アミノ酸→ピルビン酸→アセチルCoA

脂質→中性脂肪→脂肪酸→アセチルCoA

各栄養素から変換された乳酸とアセチルCoAは、ミトコンドリア内で起こる「クエン酸回路（TCA回路）」というエネルギー生成のサイクルに取り込まれます。このとき、解糖系のエネルギー生成過程でつくられた乳酸も、クエン酸回路に取り込まれます。

ミトコンドリア内のクエン酸回路では、酸素を使って化学反応が次々に起こり、クエン酸をはじめ、生命活動に必要なエネルギー源となるATP（アデノシン三リン酸）が生成されます。

クエン酸回路→ATP（アデノシン三リン酸）

一般に、自律神経の交感神経が優位なときは、主に解糖系が使われ、副交感神経が優位なときはミトコンドリア系にシフトするといわれています。

ストレスなどで交感神経の緊張が続くと、血管が収縮して低体温になり、解糖系のエネルギーが中心になります。

正常な細胞は、こうした解糖系とミトコンドリア系という2つのエネルギー生成の仕組みをうまく使い分けています。

しかし、がん細胞は違います。

がん細胞は、解糖系のエネルギー源にのみ依存しています。

なぜなら、がん細胞は、ミトコンドリア系で酸素を使ってエネルギーを産生する能力が正常細胞よりも著しく劣っているからです。

ワールブルク博士が唱えたように、がん細胞は正常細胞に比べて明らかに代謝の仕組みが異常なのです。

がん細胞が分裂・増殖する際に必要なエネルギーは、酸素を使わない解糖系の代謝ルートでグルコースを大量に使って生成されます。

だから、**がん細胞は命綱のエネルギー源である糖質が大好物**なのです。

糖質制限でがんを兵糧攻めにする「ケトン食療法」

がん細胞が糖質に依存するということは、糖質制限をすればがんが増殖するエネルギー源をシャットアウトして、がんの進行をストップできるということです。

この考え方をがん患者さんの治療にとり入れたのが「ケトン食療法（ケトジェニック食療法）」です。

通常、炭水化物から摂取されたグルコースは、肝臓に取り込まれて貯蔵されます。正常細胞は、肝臓にグルコースがあると、それをエネルギー源にします。

しかし、血糖値が下がってくると脂肪を燃焼することで脂肪酸が肝臓で分解されて、ケトン体になります。

ケトン体は、絶食などで体内のグルコースが不足した際、エネルギー源として働く代謝物質（アセト酢酸、3－ヒドロキシ酪酸、アセトンなどの総称）です。

正常細胞は、肝臓にグルコースの貯蔵がなくなっても、このケトン体をエネルギー源として活用できます。

一方、がん細胞はグルコースにエネルギー源を依存しているので、ケトン体をエネルギー源にはできません。

それを逆手にとって、ケトン食療法を実践すると、身体はグルコースを燃やしてエネルギーを生成するモードから、ケトン体を燃やしてエネルギーを生成するモードに切り替わります。

すると、がん細胞はエネルギー不足に陥ってしまい、増殖できなくなるというわけです。

お茶の水健康長寿クリニック院長・白澤卓二博士によると、がんの中でも治療の困難な脳腫瘍の悪性グリオーマの患者さん3名にケトン食療法を試みた結果、がんの進行が全員止まったといいます。

もちろん、糖質は必須栄養素のひとつなので、摂取をゼロにはできません。

また、血中のケトン体が増えすぎると、本来は弱アルカリ性の血液が酸性になってしまうので、血中のケトン体濃度を2ミリモル以下に保つことが必要です。

こうしたことを踏まえ、医師の指導でケトン食療法を続ければ、ステージ4の進行がんをストップする効果も期待できます。

ちなみに、**炭水化物の摂取を極力減らし、脂質を多めに摂取するケトン食療法**は、てんかん患者さんの発作を抑える治療に古くから利用されてきました。

近年流行したケトン食ダイエット（ケトジェニックダイエット）は、ケトン体をエネルギー源にして脂肪を燃焼しやすくする効果を狙ったものです。

がん細胞だけを死滅させ正常細胞を活性化する「CPL」

糖質を制限するケトン食療法は、がん細胞の抑制に非常に有効です。

その一方で、米やパンなど炭水化物の主食を控える必要があり、体力の落ちているがん患者さんには継続するのが難しい側面もあります。

そうした場合の代替手段としておすすめなのが、がん細胞の代謝異常を利用した機能性食品「CPL（Cyclic Poly Lactate：環状重合乳酸または環状ポリ乳酸）」です。

がんに関する機能性食品というと、医学的な根拠の不明確なものが少なくありませんが、CPLは1980年代にがんの研究者によって発見されたがんの抑制物質に由来する安全性の高いサプリメントです。

原材料はジャガイモやサトウキビなどから抽出した乳酸で、1990年代に製品化されて以来、がん抑制の有用性を確認する臨床研究が多数報告されています。

また、副作用もないことから、CPLは多くの医療機関で導入されています。

CPLは環状重合乳酸と呼ばれる乳酸の一種ですが、体内の代謝経路で生成される乳酸とは性質が異なります。

CPLのメリットは、大きく分けて2つあります。

ひとつは**がん細胞へのエネルギー経路を遮断し、がん細胞を死滅させる働きがある**ことです。

がん細胞は、酸素を必要としない解糖系の代謝によってエネルギーを生成しますが、その過程でLDH（Lactate Dehydrogenase：ラクテートデヒドロゲナーゼ）という酵素の変形型酵素LDH－Kが作用して活性化します。

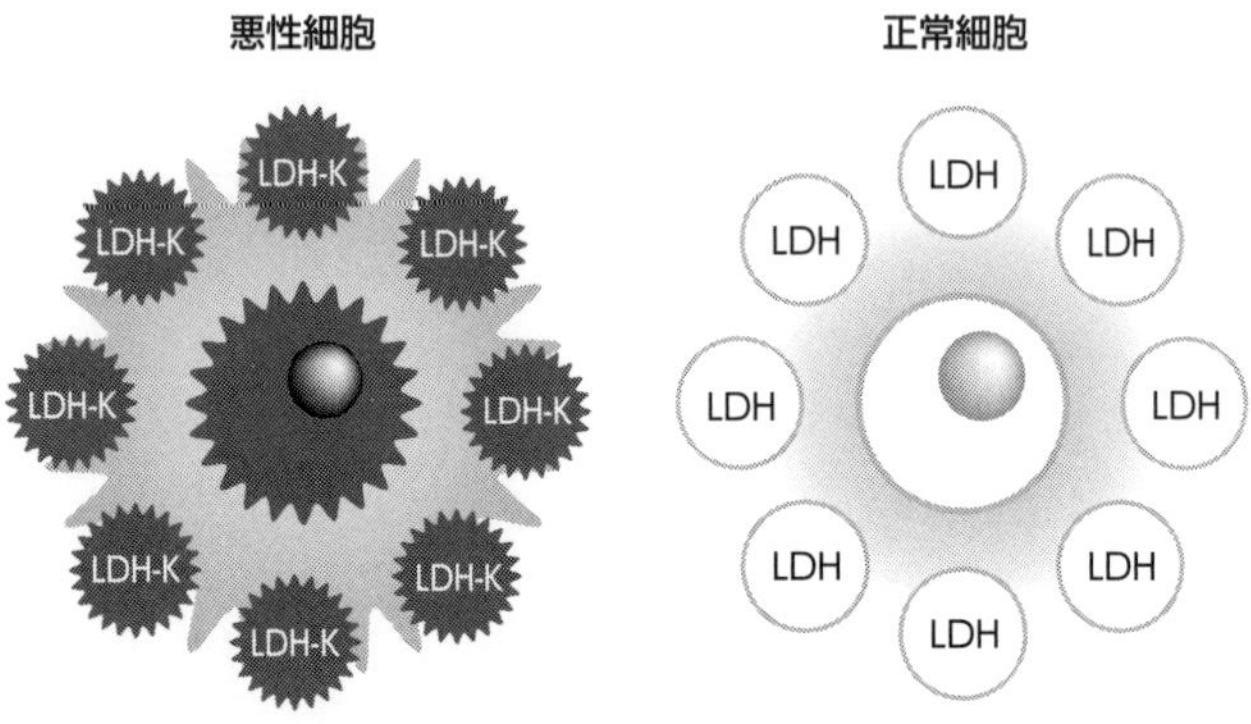

――がん細胞のLDH酵素は変形型のLDH-K――

そのまま放っておくと、LDH－Kによってがん細胞がどんどん増殖していってしまいます。

しかし、CPLにはがん細胞を活性化させる変形型酵素LDH－Kを強く妨害する作用があります。

そのため、がん患者さんがCPLを摂取することで、がん細胞のエネルギー生成経路が選択的にブロックされます。

CPLは正常細胞のLDH酵素には干渉しないので、正常細胞のエネルギー生成を妨げることはありません。

それどころか、CPLには赤血球中の

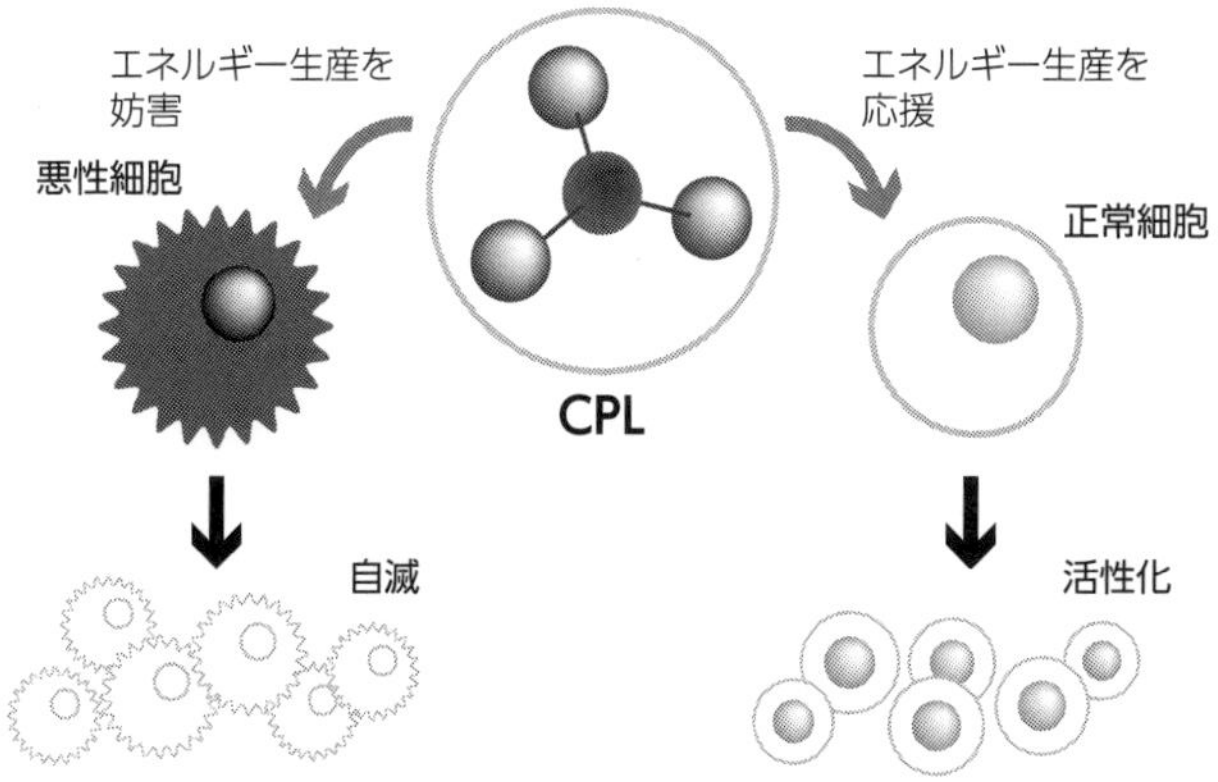

**がん細胞のエネルギー生産を遮断し、
正常細胞を活性化させるCPL**

ヘモグロビンの酸素供給能力を高める作用があるため、**正常細胞のエネルギー生成を活性化させるというメリットもある**のです。

それによって、免疫細胞のひとつであるＮＫ細胞が活性化することも明らかになっています。

ＣＰＬは、がん患者さんの治療としてはもちろん、健康な方のがん予防としての効果も期待できます。

ＣＰＬは粉末タイプが主流で、ほぼ無臭ですが苦味・えぐみがあるので、トロミのある野菜ジュースやトマトジュースなどに混ぜると飲みやすくなります。

摂取するのは、起床時、入浴前、就寝前、夜間頻尿時などの空腹時が基本です。

摂取量は、年齢やがんの進行状態、他の疾病の有無などによって異なります。症状の度合いに応じた1日の基本的な摂取量の目安は次の通りです。

症状の度合い	1日の摂取量
・がんの予防	2〜6g
・軽症（治療前）	6〜10g
・軽症（治療中）	10〜15g
・中等症	15〜25g
・重症	20g以上

これからのがん治療を担うセルフメディケーション

ここまで、がんの代謝異常説に基づいた、がん治療についてお話ししてきました。治療といっても、ケトン食療法やＣＰＬは、手術や抗がん剤治療のような身体的負担の大きな標準治療とは異なる〝セルフメディケーション〟です。

セルフメディケーションというと、効果があいまいな印象を持たれるかもしれませんが、本書でご紹介している方法には、科学的なエビデンスがあります。ワールブルク効果に基づくセルフメディケーションは、ステージ４のがんの進行を抑制するのに役立ちますし、がんを発生させないように未然に防ぐ０次予防にも役立ちます。

ただ、ワールブルク博士は１００年も前にがんの代謝異常説を唱え、最晩年の１９６６年に行われた人生最後の講演でも「がんは本質的に代謝障害であり、ミトコンドリアの取り返しのつかない損傷により引き起こされる」と主張しましたが、それががん医療の主流になることはついにありませんでした。

その理由は、セルフメディケーションでがんを抑制できると、製薬関連の企業にメリットがないからだといわれています。

これについては、多くの医学者が賞賛しているトラヴィス・クリストファーソンの著書『Tripping over the Truth（患者を置き去りにするがん治療の不都合な真実）』（IMKBooks）に詳しく述べられています。

ワールブルク博士の代謝異常説を発展させた理論を追求している、ボストン・カレッジ生物学部門の医学博士であるトーマス・N・サイフリッド教授も、2012年に出版した自著『Cancer as a Metabolic Disease（代謝性疾患としてのがん）』を通じて、「がん細胞はおしなべて、ミトコンドリアという細胞小器官に損傷がある」という説を唱えています。

サイフリッド教授いわく、ミトコンドリアが損傷していると、細胞が生きていくのに必要なエネルギーが不足するため、遺伝子ゲノムが不安定になり、DNAに突然変異が起こるというのです。

これは、がんの原因が遺伝子異常による突然変異であるという、今までのがんの常識をくつがえす理論です。

長年顧みられることのなかったワールブルク博士のがんの代謝異常説が、ようやくがん医療に新たな展開をもたらし始めたといえます。

いずれにしても、がんの代謝異常説に基づくがん医療の枠組みが拡がっていけば、もっと多くのがん患者さんが救われるはずです。

がんの根治を目指す最先端の「メチオニン制限治療」

ワールブルク博士が1970年に亡くなった後、がん医療の世界に革新をもたらすもうひとりのキーパーソンが現れました。

1971年にハーバード大学で生物学の博士号を取得し、現在はカリフォルニア大学サンディエゴ校外科部門の名誉教授であるロバート・M・ホフマン博士です。

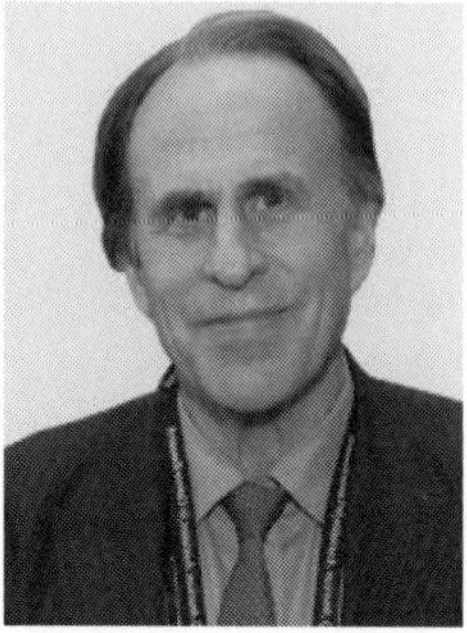

ロバート・M・ホフマン博士
(Dr. Robert M. Hoffman)

がん研究の第一人者として世界的に知られるホフマン博士は、がん治療の研究・開発・販売を手掛けるバイオベンチャー企業、アンチキャンサーインク社のCEOも務めています。

ワールブルク博士は、がん細胞はエネルギー源をブドウ糖に依存しているという代謝異常説を唱えました。

ホフマン博士はこれに加えて、がん細胞にはもうひとつ別の代謝異常があるという新説を長年の研究から導き出しました。

それは、**がんの細胞膜をつくる成分は「メチオニン」に依存している**という説です。

この理論は、ホフマン博士の名にちなんで「ホフマン効果」と呼ばれています。

メチオニンとは、たんぱく質を構成する必須アミノ酸の一種です。

私たちが普段食べている魚介や肉、卵、乳製品、豆類など、動物性たんぱく質や植物性たんぱく質が豊富な食品に多く含まれている栄養素です。

メチオニンには、コレステロールを減らしたり、肝機能を改善したりしてくれるなどの有益な働きがあります。

しかしその一方、**メチオニンは細胞分裂が活発ながん細胞に取り込まれやすく、その増殖に利用されてしまうという厄介な性質がある**のです。

がん細胞がメチオニンを好んで取り込もうとするのは、がん細胞の細胞膜をつくる原材料として、それが欠かせないからです。

がん細胞は、食事によって体内に摂取されたメチオニンをどんどん取り込むことで、代謝異常を促進させ、増殖を繰り返します。

逆にいうと、メチオニンがなければ、がんは細胞膜をつくれないので、増殖したくてもできません。

ということは、食事から摂る**メチオニンの量を減らせば、がん細胞の増殖を抑えられる**わけです。

このことからホフマン博士が導き出したのが、メチオニンの摂取量を制限することで、がんの根治を目指す最先端のがん治療法「メチオニン制限治療」です。

メチオニン制限治療は、いうなれば〝がんの兵糧攻《ひょうろうぜ》め作戦〟です。

メチオニン制限治療には、「メチオニン制限食」と「メチオニナーゼ」という2つの治療法があります。

それぞれの治療法についてはこの後詳しくご説明しますが、いずれも抗がん剤のような副作用がないうえに、高い治療効果が得られるというメリットがあります。

メチオニン制限治療によって、進行がんが数か月で消えたという症例も多数報告されています。

がんの増殖を抑える「メチオニン制限食」

ホフマン博士は、メチオニン制限治療のひとつとして、「メチオニン制限食」を提唱しています。

メチオニン制限食とは、がん細胞を活性化させるメチオニンを多く含む食品の摂取量を減らす食事療法です。

メチオニン制限食をつくる際は、前提として、どの食品にどのくらいメチオニンが含まれているのかを把握しておく必要があります。

本書の巻末（154～157ページ）に、さまざまな食品のメチオニン含有量を示した一覧を収録していますので、ぜひご確認ください。

メチオニンの含有量が特に多いのは、**動物性たんぱく質が豊富な魚介類や肉類、卵類、乳製品で、植物性たんぱく質が豊富な豆類**も次いで多くなっています。

いずれも**調理済み食品のほうが、メチオニン含有量が多くなる**傾向があります。

メチオニン制限食では、基本的にこれらの食品の摂取を極力控えます。

筋トレをしている方や、がん治療中で体力をつけたい方の中には、プロテインを積極的に摂る人がいらっしゃいますが、プロテインにもメチオニンが豊富に含まれているので注意が必要です。


一方、**野菜類や果物類は全般的に低メチオニン**です。

パスタや米などの炭水化物系も、メチオニン含有量はそれほど多くありません。

ナッツ類も少なめですが、例えば同じ量でもマカダミアナッツはメチオニン含有量が10㎎以下なのに対して、ブラジルナッツは300㎎以上あるなど、同種類でも含有量が著しく違うものもあります。

オリーブオイルなどはメチオニン含有量が少ないので、身体に必要なエネルギーはそうした脂質から摂っていただくことになります。

メチオニン含有量の多い食品を避け、少ない食品を厳選していくと、野菜と穀類が中心となり、菜食主義のベジタリアンや、動物性たんぱく質を一切口にしない完全菜食主義のヴィーガンに近い食事になるかもしれません。ただ、目的が違います。

メチオニン制限食の目的は、あくまでもがん治療とがん予防です。メチオニンが含まれた食品を極力減らす食事療法であって、必須アミノ酸の一種であるメチオニンの摂取をゼロにするわけではありません。

もちろん、がんが治れば、通常の食事に戻しても構いません。

「メチオニン制限食って、例えばどんなメニューですか？」

と患者さんによく聞かれるので、本書の126～149ページにメチオニン制限食のレシピ例を掲載しました。ぜひメニューづくりの参考にしてください。

メチオニン制限食は、がん患者さんの治療に役立つのはもちろん、がん患者さんのご家族のがんを未然に防ぐ予防食としても役立ちます。

なので、がん患者さん用にメチオニン制限食を別途つくるのではなく、家族そろって同じメニューを楽しむこともできます。

メチオニン制限の救世主「メチオニナーゼ」

ホフマン博士は、メチオニン制限食に加えて、もうひとつの画期的なメチオニン制限治療法を考案しました。

それは、「メチオニナーゼ（オーラル・リコンビナント・メチオニナーゼ〈Oral Recombinant L-methionine γ-Lyase, METase; EC4.4.1.11〉）」というサプリメントです。

メチオニナーゼは、**食事からたんぱく質を摂取しても、メチオニンだけを選択的に阻害してくれる**という有益な作用があります。

例えば、焼肉を食べたとします。動物性たんぱく質が豊富な肉には、当然ながらメチオニンが多く含まれています。

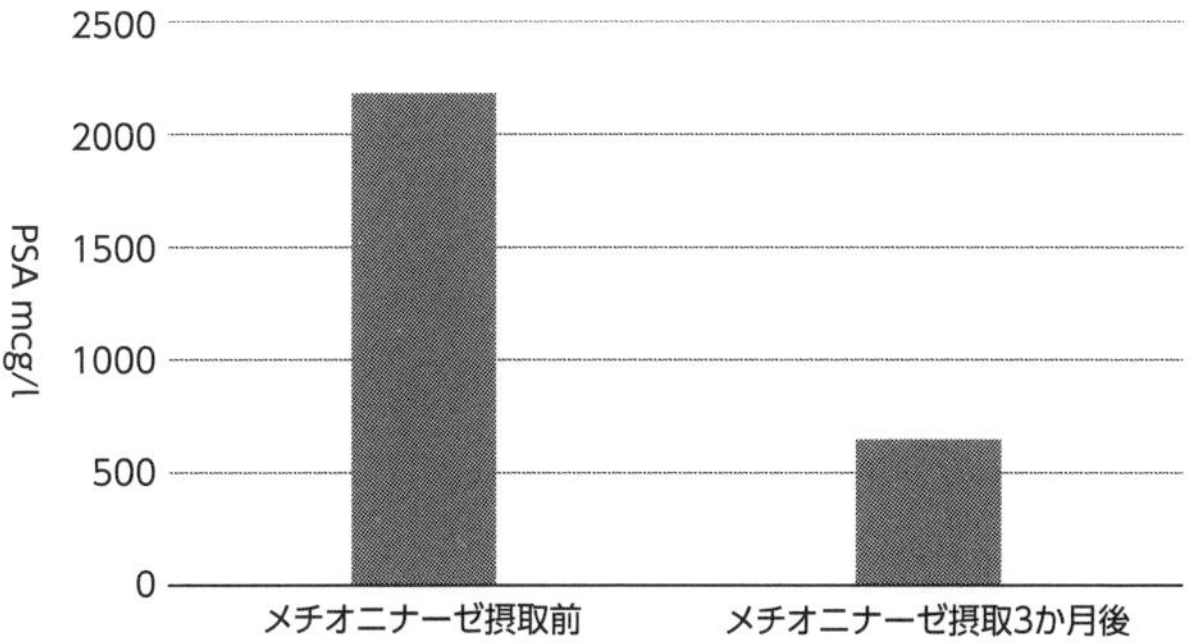

前立腺がん患者さんのPSA値を測定。メチオニナーゼの摂取前（左）と摂取3か月後（右）。

けれど、メチオニナーゼを飲むと、分解されたアミノ酸の中からメチオニンだけを体内に取り込まないようにしてくれるのです。

野菜中心のメチオニン制限食を続けるのがなかなか厳しいがん患者さんにとって、メチオニナーゼは頼もしい救世主のような存在といえます。

上のグラフは、前立腺がんの患者さんにメチオニナーゼを毎日飲んでもらって、どのぐらい血液中に含まれるＰＳＡの値（腫瘍マーカー。前立腺の上皮細胞から分泌されるたんぱく質。ＰＳＡ値が高いと前立腺がんの可能性も上がる）が下がったかを調べたものです。

棒グラフの左はメチオニナーゼを使用する前のＰＳＡ値です。

右はメチオニナーゼを3か月間、1日2回飲んだ後のＰＳＡ値です。比較すると、メチオニナーゼを使用して3か月後には、ＰＳＡ値が3分の1ほどに下がっています。

メチオニナーゼの使用を続けてもメチオニンの値は完全にゼロにはなりませんが、これもメチオニナーゼのよい点といえます。

なぜならメチオニンは、必須アミノ酸でもあるので、ゼロにならないということは、**必須アミノ酸欠乏症になる心配もない**からです。

次ページのグラフは、前立腺がん患者さんのメチオニナーゼ摂取前後の血中ヘモグロビン値を測定して比較したものです。

メチオニナーゼを飲むことで骨髄への転移が改善したので、ヘモグロビンの値が上がって、貧血が改善してきていることがわかります。

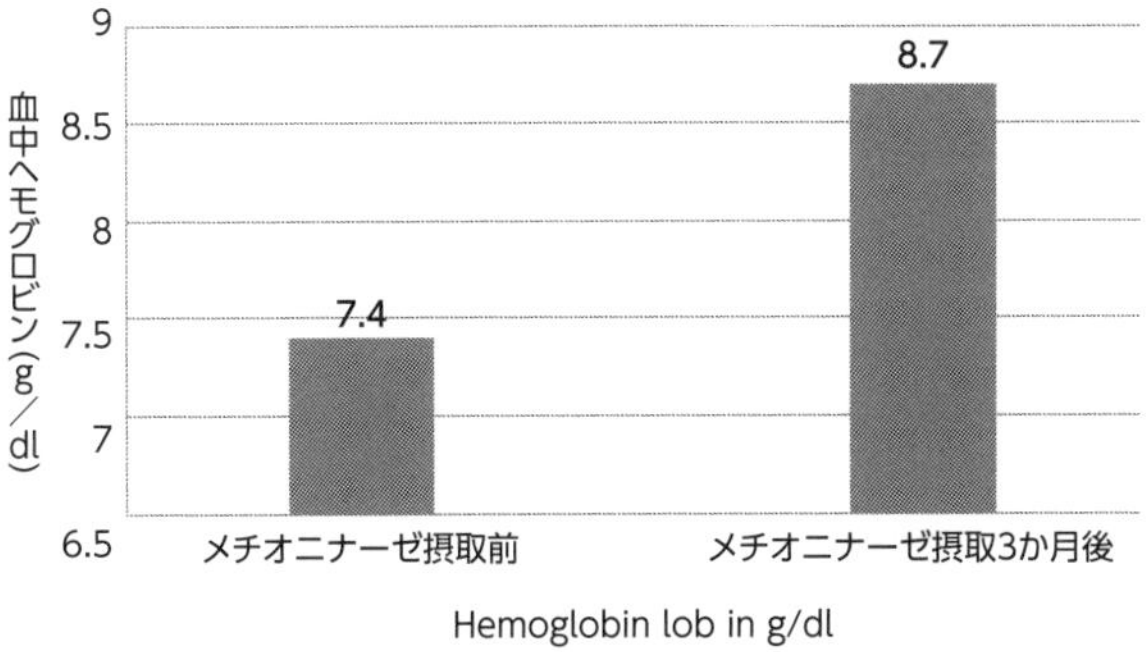

前立腺がん患者さんがメチオニナーゼを摂取する前(左)より摂取後(右)のほうが、血中ヘモグロビン値が増加。

メチオニナーゼを3か月間摂取する前後の前立腺がん患者のヘモグロビンレベル

このように、がん患者さんがメチオニナーゼを毎日摂るだけで、がんの治療効果が目に見えて上がるのです。

メチオニナーゼは左の写真のような小さなアンプルに入った1mlの液体で、がん患者さんの治療目的の場合は昼食・夕食のそれぞれ30分後に1回2本、がん患者さんではない方ががんの予防目的で使

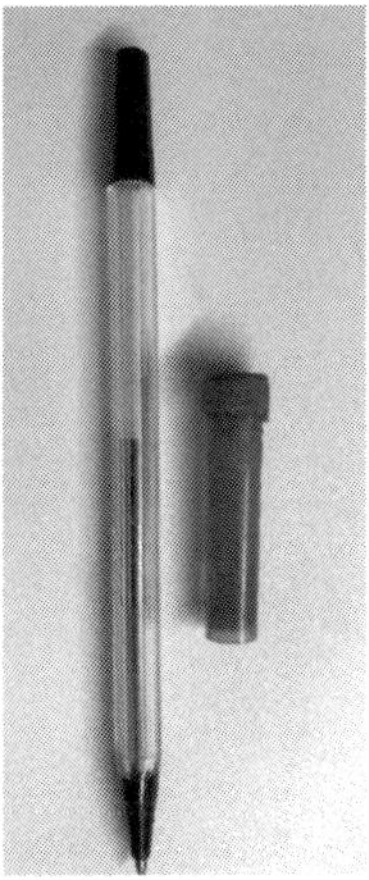

メチオニナーゼの1回分のアンプル(右)

用される場合は、1日1本飲むだけで構いません。

メチオニナーゼは、アメリカで製造されています。医薬品ではないので、個人輸入をすれば誰でも自由に購入できます。

抗がん剤のような つらい副作用の心配もないので、**自分でがんを治すセルフメディケーションに最適なサプリメント**といえます。

メチオニン制限食＋メチオニナーゼの併用で抗がん剤治療や放射線治療の効果がアップ！

メチオニン制限食を実践しながらメチオニナーゼを併用すると、治療効果がより上がることが多数の臨床データからわかっています。

また、抗がん剤治療をしている患者さんも、メチオニン制限食とメチオニナーゼを併用することで、がんの治療効果が約15％から70％上がり、4～5倍もの相乗効果が得られたという報告もあります。メチオニナーゼを使うことで、抗がん剤の副作用に苦しめられる時間を大幅に軽減できるのです。

さらに、メチオニン制限食とメチオニナーゼを併用すると、放射線の感受性も高くなるため、治療効果がより得られて延命率が約2倍に上がることが実験データで明らかになっています。

つまり、メチオニン制限治療は、標準治療の抗がん剤治療や放射線治療とも相性がよく、しかも治療効果を底上げしてくれるので、がん治療中のがん患者さんのQOLの向上に欠かせない治療法といえます。

メチオニン制限食 ＋ メチオニナーゼ ――――――― → 治療効果がアップ

メチオニン制限食 ＋ メチオニナーゼ ＋ 抗がん剤治療 → 治療効果がアップ

メチオニン制限食 ＋ メチオニナーゼ ＋ 放射線治療 → 治療効果がアップ

メチオニン制限食 ＋ メチオニナーゼ ＋ 温熱療法 → 治療効果がアップ

ただ、最新のメチオニン制限治療の有効性について知識不足の医療関係者も少なくありません。そのため、がん患者さんの体力回復のためという理由でメチオニンが含まれたアミノ酸点滴をしてしまうケースも多々あるようです。

なので、患者さんもこうした最新のがん治療の知識を得て、メチオニン制限治療というセルフメディケーションでご自身の身体を守っていただきたいと思うのです。

FDG-PETとメチオニンPETの併用で有効な治療方法を的確に判断

がん細胞には、2種類の代謝異常の経路があるというお話をしました。

ひとつは、ワールブルク博士の唱えた大量のブドウ糖を取り込む代謝異常。

もうひとつは、ホフマン博士の唱えた大量のメチオニンを取り込む代謝異常。

この2つの代謝異常の仕組みを利用した画像診断が、がんの診断に欠かせないP

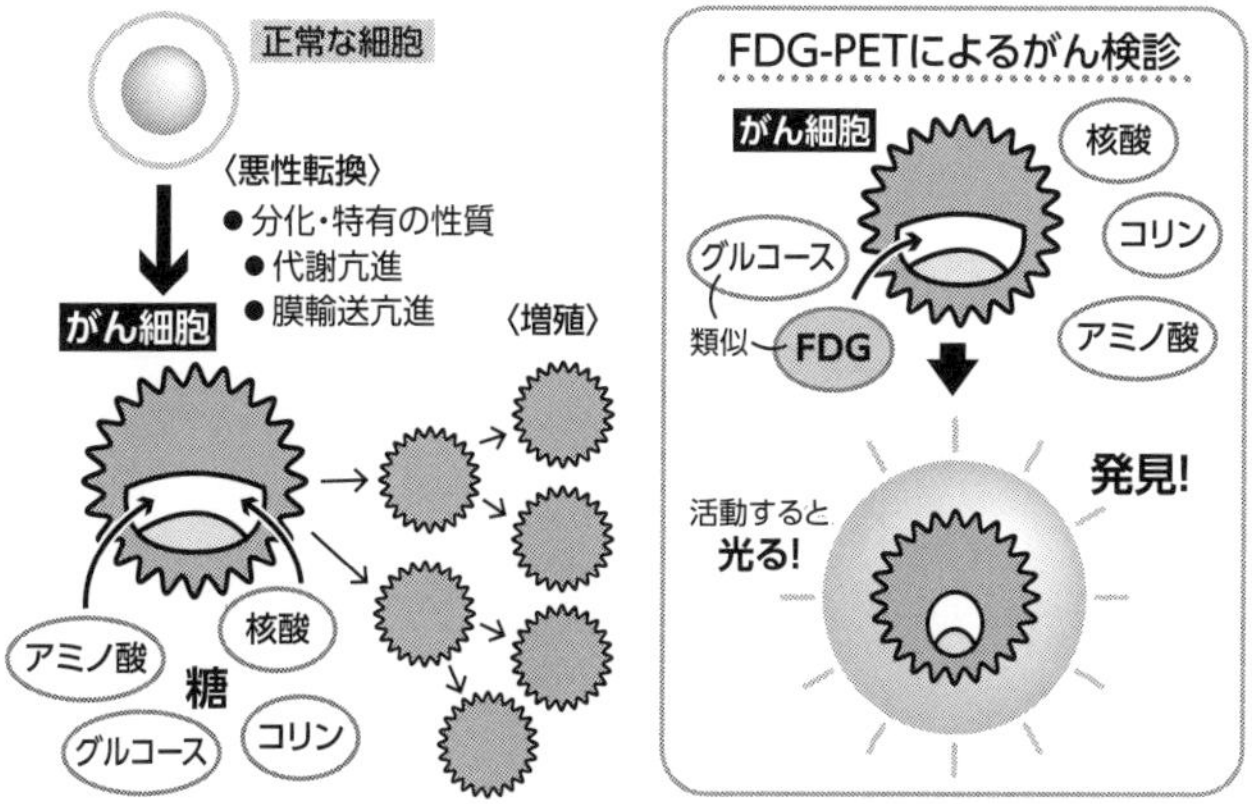

—— がん細胞は糖を食べて仲間を増やす ——

出典：国立国際医療研究センター病院
https://www.hosp.ncgm.go.jp/s037/010/010/pet.html

ＥＴ検査です。

ブドウ糖の代謝異常を検査するＰＥＴ検査は、「ＦＤＧ－ＰＥＴ検査」といいます。

これはＦＤＧ（フルオロデオキシグルコース）というブドウ糖によく似た動きをする放射性物質を使った検査で、Ｘ線やＣＴによる診断よりも高い精度でがんを見つけられます。

患者さんにＦＤＧを注射すると、ＦＤＧががんの病巣に集まり、そこから放射線が放出されて光るので、それを画像化してがんの病巣を見つけ出すこ

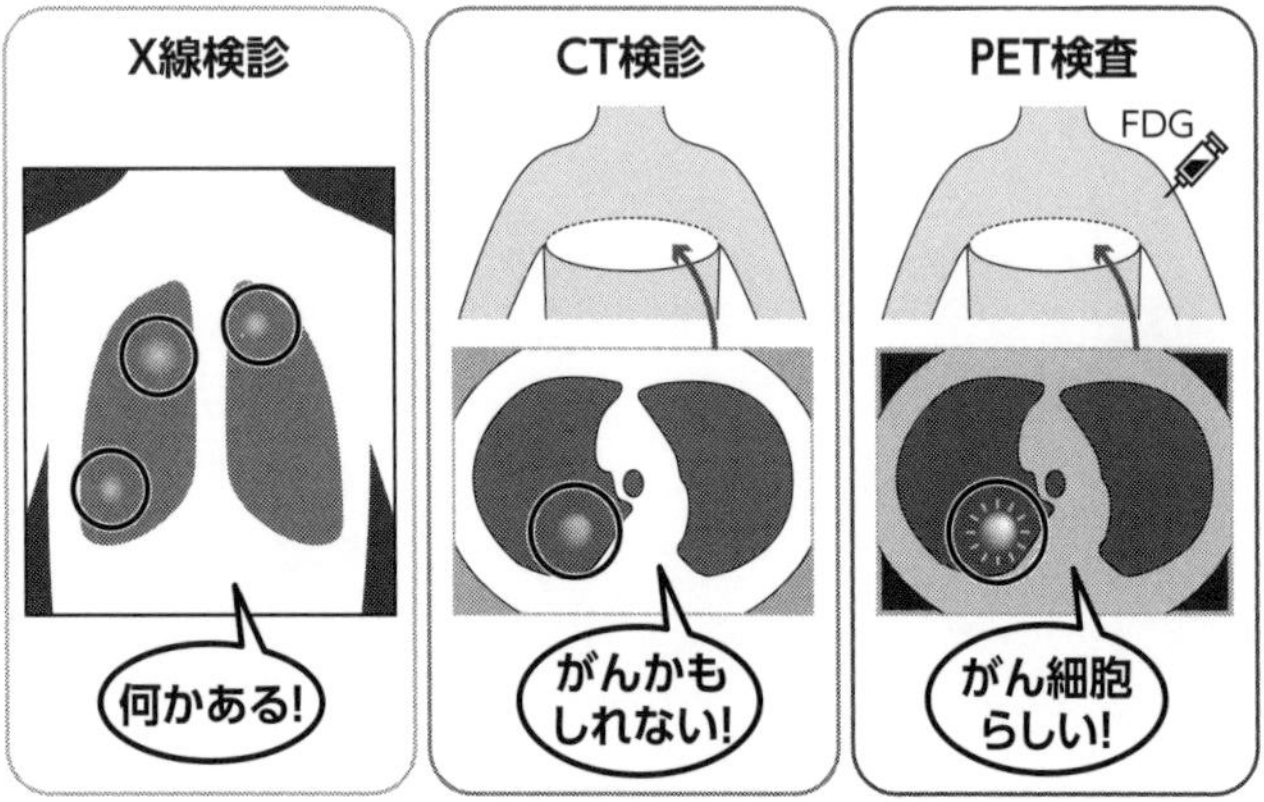

―― X線・CT・PET〔診断〕――

出典:国立国際医療研究センター病院
https://www.hosp.ncgm.go.jp/s037/010/010/pet.html

とができるのです。

ＦＤＧ－ＰＥＴに反応したがん細胞が見つかった場合は、ブドウ糖の異常代謝によるがんだと判断できます。

そのため、糖質制限でがんを兵糧攻めにするケトン食療法や、がん細胞だけを死滅させて正常細胞を活性化するサプリメントＣＰＬを使用することで、がんを選択的に抑制できます。

一方、メチオニンの代謝異常によるがんの場合は、ＦＤＧ－ＰＥＴでは見つかりません。これを発見できるのは、がん細胞に取り込まれやすいメチオニンの性質を利用した「メチオニンＰＥＴ検査」です。

メチオニンＰＥＴ検査をすると、がん細胞の分裂が活発な場所を明確に突きとめることができます。

がんの診断をする際は、何が原因であるかを明確にする必要があります。敵であるがんの正体がわからなければ、まともに闘えないからです。勝ち目のある闘い方をするためには、ＦＤＧ－ＰＥＴ検査だけでも、メチオニンＰＥＴ検査だけでも不十分です。

両方のＰＥＴ検査をして初めて、次の４つの可能性が明確になり、どのような治療が最も効果的であるかがわかるのです。

１　がんの原因はブドウ糖優位の代謝異常

２　がんの原因はメチオニン優位の代謝異常

3　がんの原因はブドウ糖の代謝異常＋メチオニンの代謝異常
4　いずれの代謝異常でもない

ただ、メチオニンＰＥＴの多くは、脳腫瘍を確認するための頭部スキャンにしか使われていません。そして自由診療（自費）扱いです。

しかし、脳に起こる代謝は、全身のがんにも起こりえるので、私のクリニックでは短時間で撮影できるＰＥＴを用いた全身メチオニンＰＥＴを実施しています。

じつはホフマン博士と私が出会ったきっかけも、全身メチオニンＰＥＴでした。全身メチオニンＰＥＴ検査を行っているのは宇都宮セントラルクリニックだけだったので、画像撮影をしてほしいとアメリカのホフマン博士から依頼があったのです。

メチオニン制限治療がもっと広まれば、メチオニンＰＥＴもＦＤＧ－ＰＥＴのように、全国の医療機関で受けられるようになるはずです。

ＦＤＧ－ＰＥＴ検査とメチオニンＰＥＴ検査は１日で行うことも可能です。

どちらの検査も、その数時間前から絶食しますが、水やお茶は飲んでも構いません。

いずれも検査のための身体に負担の少ない**薬剤を静脈注射し、安静にしたのちにPET装置のベッドに横たわり、30分ほどで撮影が終了**します。

検査後はそのまま帰宅できます。

2つのPET診断で判明するがん治療の「4つの選択肢」

ＦＤＧ－ＰＥＴ検査とメチオニンＰＥＴ検査の両方をすることがなぜ重要なのか、実際のＦＤＧ－ＰＥＴ画像とメチオニンＰＥＴ画像を例にご説明しましょう。

まず78ページの４つの画像は乳がんの患者さんのもので、一番左がＦＤＧ－ＰＥＴ検査の画像、他３つがメチオニンＰＥＴ検査の画像です。

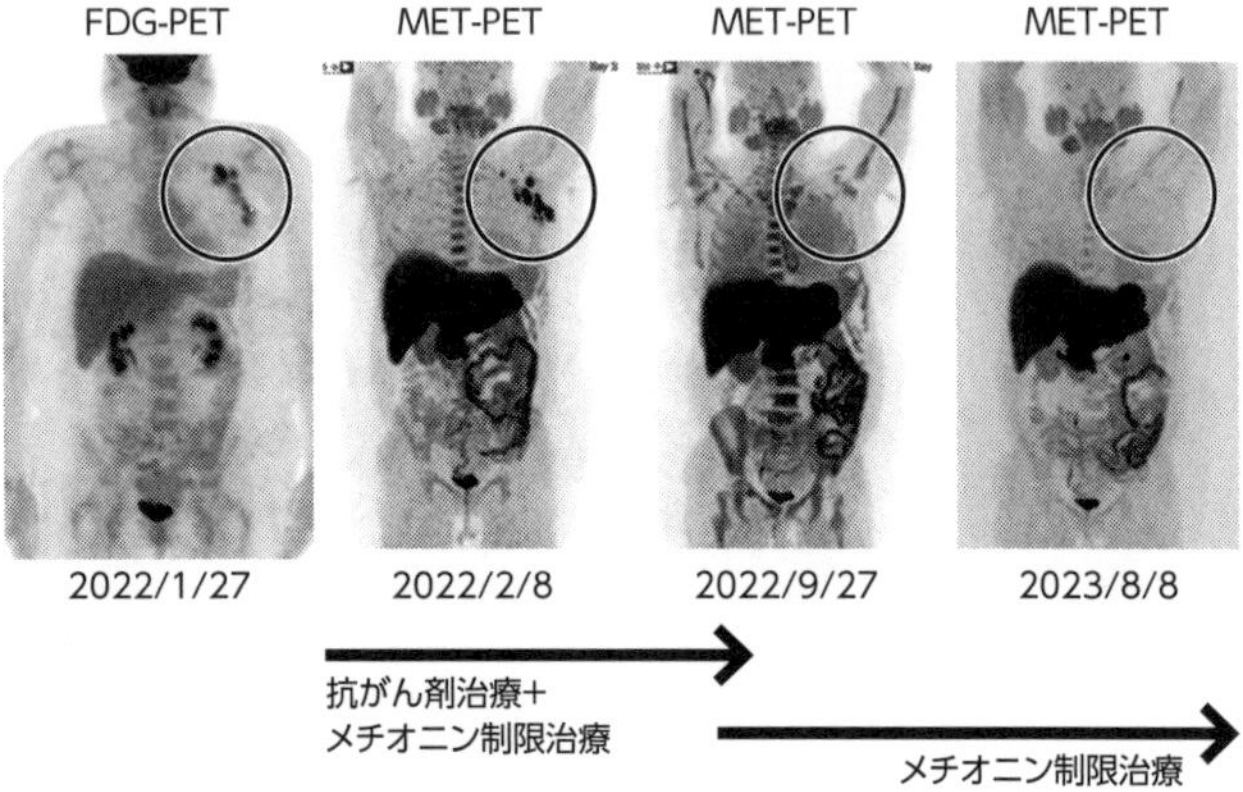

60代女性乳がん患者さんのFDG-PET画像とメチオニンPET画像

それぞれ、丸く囲んだ部分に腫瘍が認められます。その腫瘍部分を見比べてみると、一番左のFDG－PET画像より、左から2番目のメチオニンPET画像ののほうが腫瘍の影が強く明確ですよね。このことから、この腫瘍はメチオニンを大量に使う代謝異常であると診断できるわけです。

この画像診断を基に、患者さんに抗がん剤治療とあわせて、メチオニン制限食＋メチオニナーゼを併用する治療を始めてもらいました。

左から3番目の画像は、併用治療を7

か月間行った後のメチオニンＰＥＴ検査の画像ですが、腫瘍の影がすっかり消えているのがおわかりいただけますよね。

がんの種類によって治療期間は異なりますが、この乳がん患者さんのようにメチオニンＰＥＴの反応が大きい場合は、それだけメチオニン制限治療効果が高くなるので、治療期間も短くなると考えられます。

この事例からもおわかりのように、まず**2つのＰＥＴ検査でブドウ糖の代謝異常なのか、メチオニンの代謝異常なのかを確認**し、それに合う治療をピンポイントで行うと、ここまで劇的ながん治療効果が得られるのです。

ほかの画像診断例も見ていきましょう。

80ページの画像は、直腸がんの手術をした72歳の女性のものです。

肺や肝臓にも転移があり、カペシタビンという抗がん剤を使用していました。

左がＦＤＧ－ＰＥＴ画像、右がメチオニンＰＥＴ画像です。左の縦隔リンパ節に

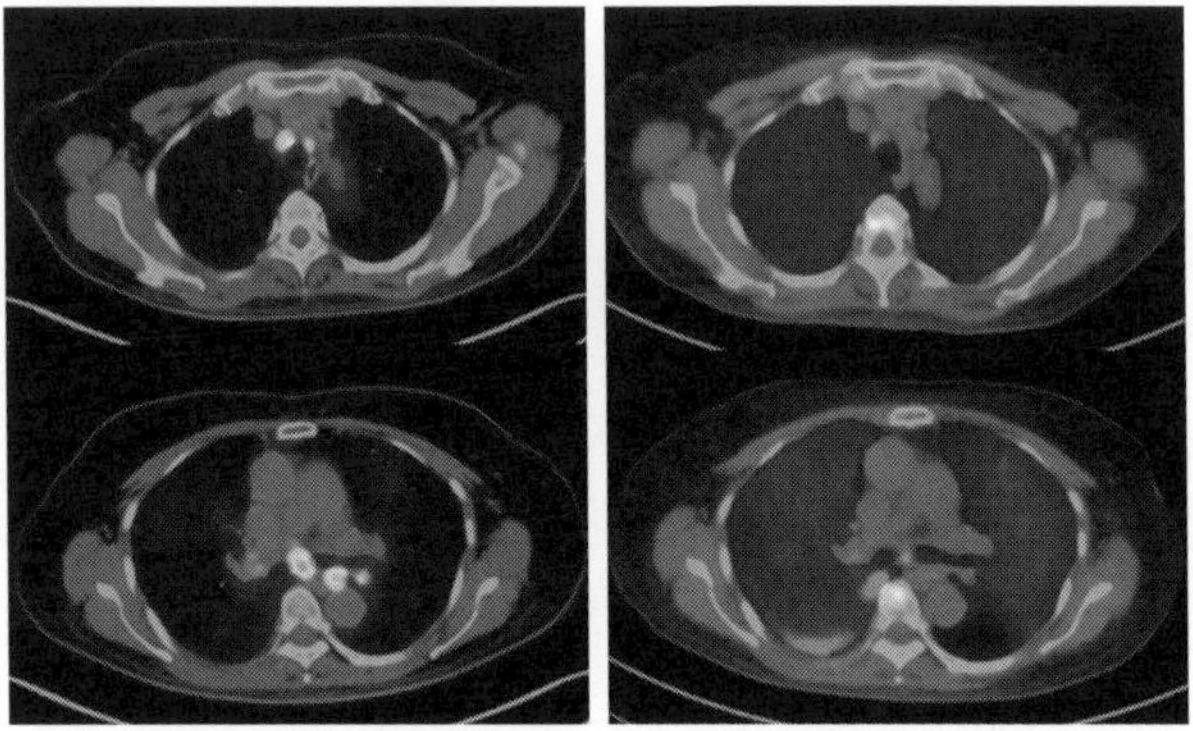

2020.1 FDG-PET　　2020.2 MET-PET

――直腸がん手術をした72歳女性――

はＦＤＧ集積を認めますが、右にはメチオニン集積を認めません。

この場合は、メチオニンの代謝異常ではなく、縦隔リンパ節は炎症性のもので、転移したがん細胞でないことがわかります。

81ページの画像は、69歳のぼうこうがんの男性で、手術後に放射線治療を行った患者さんの画像です。

右がＦＤＧ－ＰＥＴ画像、左がメチオニンＰＥＴ画像です。右のほうは3か所に反応があるので、転移性の腫瘍が疑われます。

一方、左の画像には右肺の病変にメチオニン集積があり転移であることがわかります。

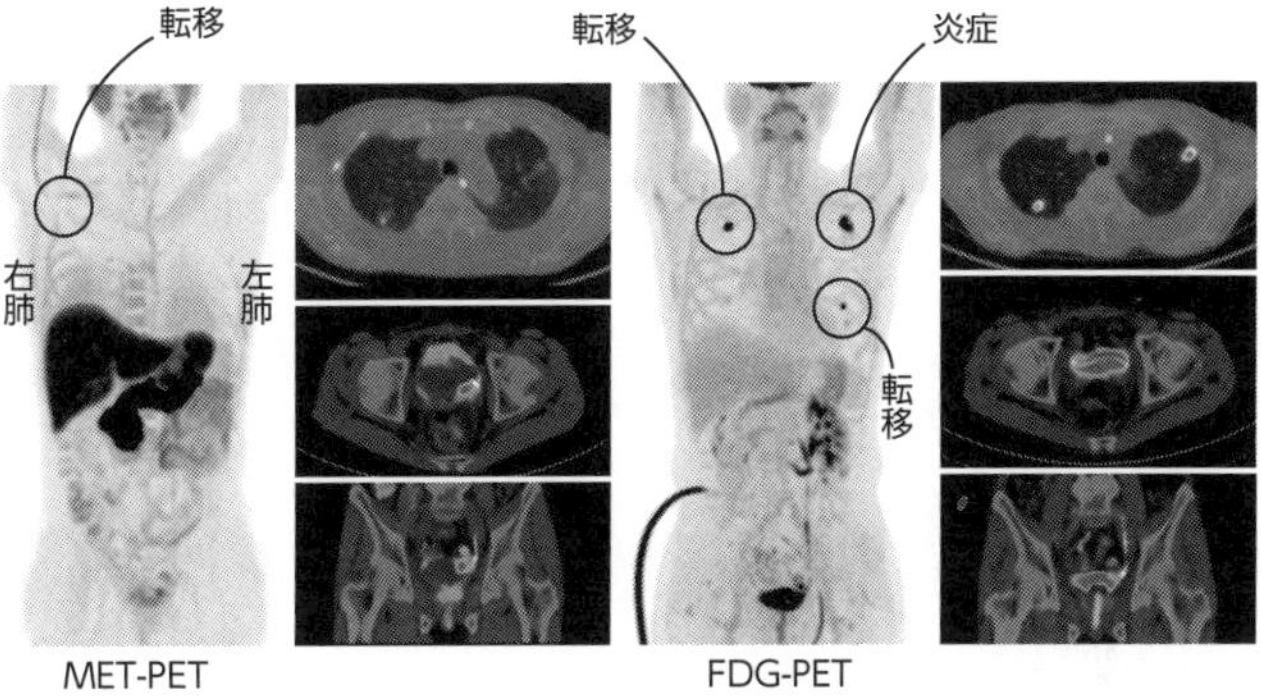

――ぼうこうがんの69歳男性――

2つのPET診断は、炎症性病変と腫瘍性病変の鑑別に有効です。左の画像には反応がないので、これはメチオニンの代謝異常によるがんではなく、炎症性のものであることがわかります。

ぼうこうの検査の場合は、薬剤が尿としてぼうこうに溜まるので、右のFDG－PETでは確認しにくいのですが、左のメチオニンPETならぼうこうの観察もできます。

82ページの画像は56歳で乳がんが再発した女性のもので、右上がFDG－PET画像です。

左上のCT画像では肺の影がたくさん認め

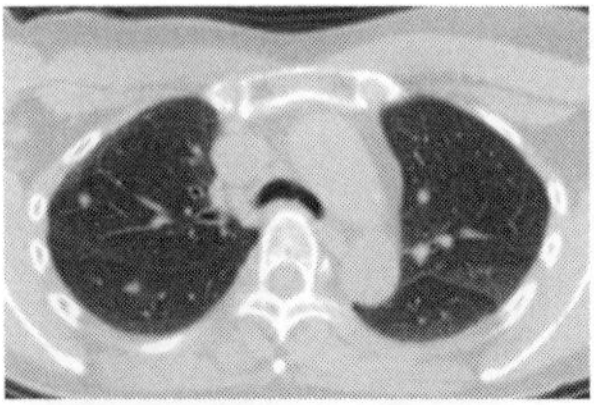

2020.8 CT

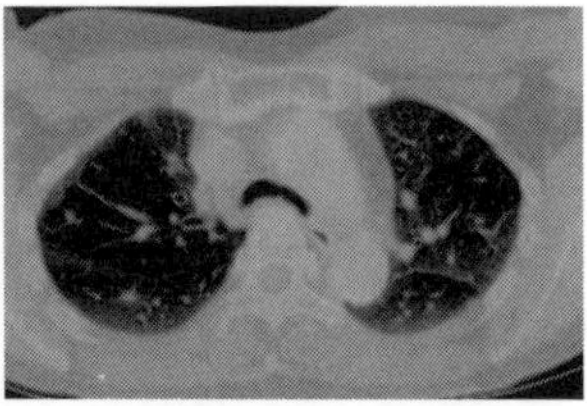

2020.11 FDG-PET

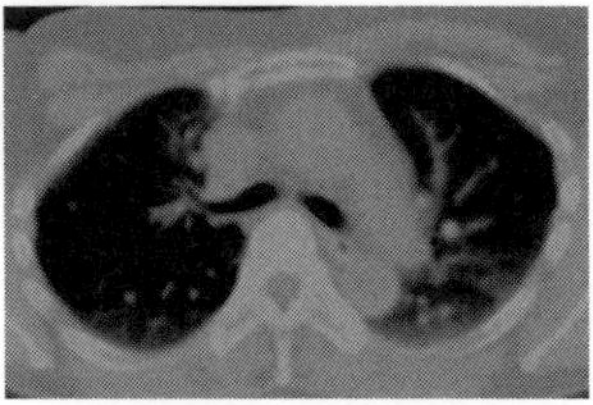

2021.1 MET-PET

乳がんが再発した
56歳女性

られますが、ＦＤＧ－ＰＥＴ画像でも左下のメチオニンＰＥＴ画像でも、反応が認められません。ということは、ＣＴの影は、もう代謝をしていない炎症の瘢痕《はんこん》であることがわかります。

この患者さんは**抗がん剤治療をする予定だったようですが、ＦＤＧ－ＰＥＴとメチオニンＰＥＴの画像診断によって、その必要がないことが判明した**のです。

このように、２つのＰＥＴ検査をすることで、ムダな抗がん剤治療をせずに済むこともあるのです。

ＦＤＧ－ＰＥＴ検査とメチオニンＰＥ

T検査による、さまざまな画像診断の事例からもおわかりいただけたと思いますが、がん治療にはこの2つのPET診断が最も正確な指標となります。

それによって、次の4つのがん治療の選択肢が判明します。

1　FDG－PET（ブドウ糖）が反応
↓ケトン食療法とCPL摂取

2　メチオニンPET（メチオニン）が反応
↓メチオニン制限食とメチオニナーゼ摂取

3　FDG－PETもメチオニンPETも反応
↓ケトン食療法、CPL摂取と、メチオニン制限食、メチオニナーゼ摂取

4　FDG－PETもメチオニンPETも反応なし

↓がんではなく瘢痕なので、治療の必要はない

これは、標準治療や分子標的薬だけに頼る従来の方法とは異なる、最も的確に、最も効率よくがんを抑える、最も患者さんの身体に優しいがん治療の道筋です。

ぜひみなさんの賢明なご選択に役立てていただけると幸いです。

がんの発生を招く4つの異常

最新のがん治療についていろいろお話ししてきましたが、それらのポイントをおさらいしつつ、補足説明をしたいと思います。

まず、がんが発生して増殖する際、①遺伝子の異常、②免疫の異常、③代謝の異常、④環境の異常という「4つの異常」が関与しています。

がんが発生するとき、遺伝子に異常が起き、活性酸素などの影響でがん化し、免疫の異常が起きてがんが増殖していきます。

このとき、がんの遺伝子の変異に合わせて分子標的薬を選択する治療法を、がんゲノム医療（プレシジョンメディスン）といいます。

そして、低下している免疫機能を調整し、患者さん自身の免疫力と放射線を組み合わせてがんを治療する戦略が、免疫療法＋放射線治療です。

がんは遺伝子の異常だけでなく、ブドウ糖またはメチオニンの代謝異常によっても発生します。ブドウ糖の代謝異常の有無はFDG－PET検査、メチオニンの代謝異常についてはメチオニンPET検査で確認できます。

ブドウ糖の代謝異常がある場合は「低糖質（ケトン食療法）＋CPL摂取」、メチオニンの代謝異常がある場合は「メチオニン制限食＋メチオニナーゼ摂取」の治療が有効です。

これらは、患者さん自身が実践できる唯一のセルフメディケーションです。

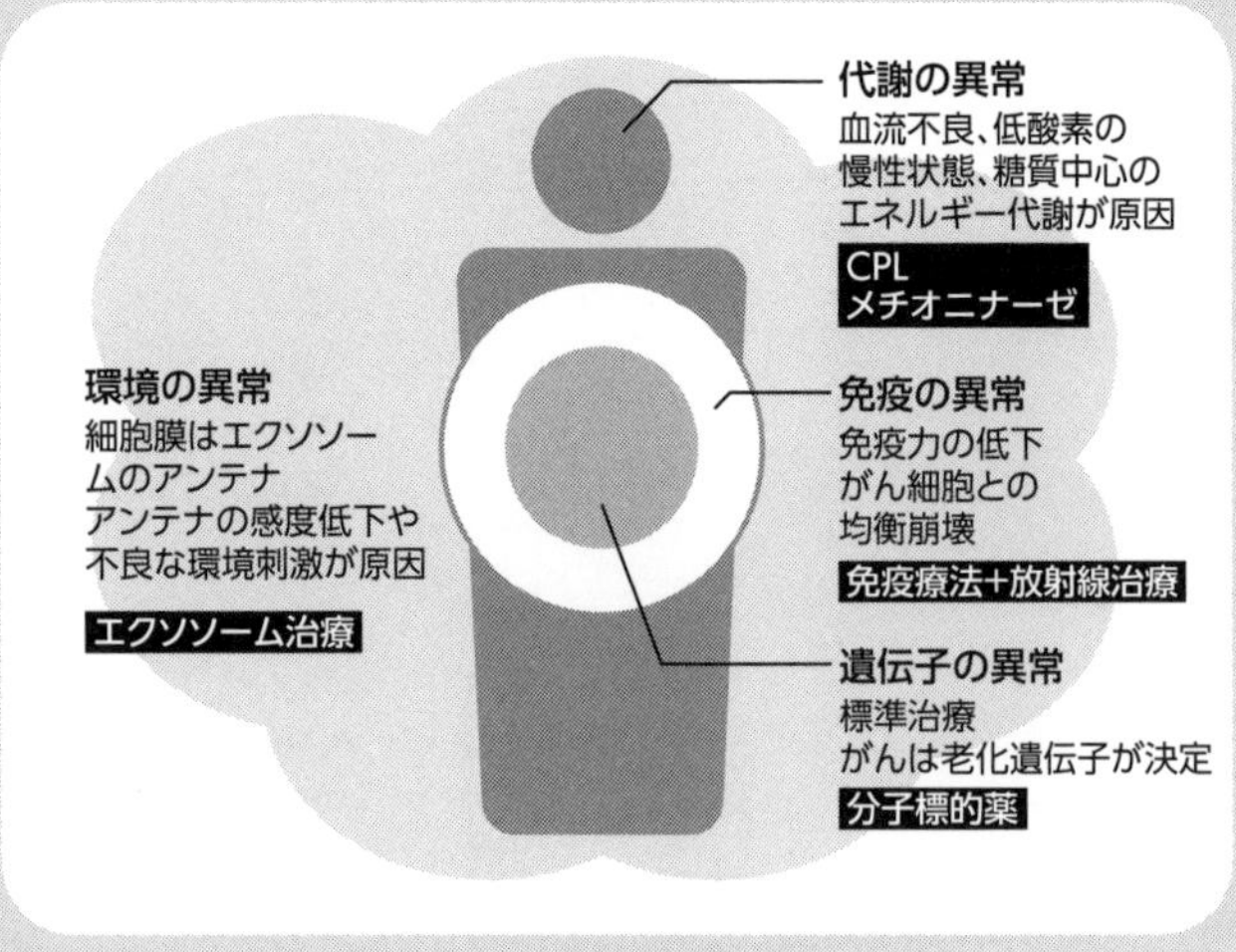
代謝の異常
血流不良、低酸素の
慢性状態、糖質中心の
エネルギー代謝が原因
CPL
メチオニナーゼ
環境の異常
細胞膜はエクソソームのアンテナ
アンテナの感度低下や
不良な環境刺激が原因
エクソソーム治療
免疫の異常
免疫力の低下
がん細胞との
均衡崩壊
免疫療法＋放射線治療
遺伝子の異常
標準治療
がんは老化遺伝子が決定
分子標的薬

ちなみに、細胞間の情報伝達をする細胞外小胞の一種を「エクソソーム」といいます。エクソソームは、細胞間を移動して必要な物質を届けて細胞を活性化させるメッセンジャーの役割を担っています。しかし、加齢などでエクソソームに対する細胞膜の感受性が低下すると、がん化したり転移したりしやすくなります。

これに対しては、若齢者の幹細胞由来のエクソソームを大量にとり入れます。細胞を若返らせることによって、がんの発症や増殖を防ぐ効果が期待できるからです。エクソソームについてはバイオマーカーや再生医療などに応用する研究も進んでいます。

体験談：ステージ4の乳がんをメチオニン制限治療で克服！（乳がん　64歳・女性　Hさん）

私は7年前に人間ドックの超音波検査で異常が見つかり、「乳腺外科で診てもらうように」といわれました。

でも、特にしこりもないし、病院を探しているうちに何となくおっくうになって、そのまま放置してしまったのです。

1年後、同じ病院の人間ドックで「とにかくすぐに検査してください！」と促され、ようやく乳腺外科を受診しました。

検査の結果、乳がんの中でも希少な小葉《しょうよう》がんであることがわかり、焦りました。小葉がんはしこりをつくらないので、なかなか見つからないらしく、肺や骨に転移することも多いそうです。

幸いにも、私のがんはそこまで進行していませんでした。

なので、がんの病巣を全摘出して、抗がん剤治療はしないで、1年ごとにCTやMRI検査を受けて、経過観察をしました。

「よかったですね。今年も再発していないですね」

1年目も2年目も主治医にそういわれて、すっかり安心しきっていました。

ところが、3年目にわきの下に違和感を覚えて、細胞診をしていただきました。その結果、がんの再発が見つかったのです。

「ええっ！　他にもがんが転移しているのでは……!?」

急に怖くなって主治医に尋ねると、私のがんは、肺と骨と脳に転移する可能性があるというのです。

●最初からメチオニンPETをやっておくべきだった

私はあわてて、もっと詳しく調べてもらうために、がんに詳しい知人の助言で佐藤先生のクリニックで全身のメチオニンPET検査を受けたところ、なんと再発したがんが左わきの下から鎖骨、肩甲骨にまで広がっていたのです……！

正直、天国から地獄に突き落とされたような気分でした。

「なぜそんなに広範囲のがんが3年間も見逃されてきてしまったの!? ああ、最初からメチオニンPETをやっておくべきだった……！」

私は涙を流して嘆きましたが、あとの祭りです。

メチオニンPETは全身を撮影するので、どこに転移しているかが一目瞭然ですが、乳がんの再発検査はそもそもおっぱいしか撮影しないのが定石なので、他に広がっていても見つかりようがなかったのです。

しかし、そこまで広範囲になると、もはや手術でがんを摘出することは不可能だといわれました。

ただ、メチオニンPETで全身を調べたおかげで、がんが肺や腹膜までは転移していないことが画像でわかり、そこで初めて生きる希望が湧いてきました。もし腹膜まで転移していたら、余命わずかだったかもしれませんから。

●抗がん剤とメチオニン制限治療の相乗効果を実感

治療としては、まず乳がんの標準的な抗がん剤治療を約3か月間受けました。

ただ、抗がん剤はがんが分裂を活発にする活動期にしか効きません。

がん細胞の休止期には、抗がん剤をいくら入れても全然効かないそうです。

でも、メチオニン制限治療も並行して行うと、相乗効果で抗がん剤だけの治療の4～5倍の治療効果があるというのです。

そこで、普段の食事をメチオニン制限食にして、メチオニナーゼも毎日摂取しました。

抗がん剤治療では吐き気などの副作用に悩まされましたが、メチオニン制限食とメチオニナーゼは副作用がないので助かりました。

先生にはがんがある程度小さくなったら、手術で取り除くといわれたのですが、

3年前に乳がんの全摘手術のつらさも経験しているので、もう手術は嫌だなと思いました。

しかも、わきの下のリンパ節の組織を取る際は、広範囲にメスを入れるらしく、手が上がらなくなったりする後遺症が出る可能性もあるというのです。

私はそんな手術は何としても避けたいと思い、お肉や魚、チーズ、卵、ハム、ソーセージ、ハンバーグ、ヨーグルトといったメチオニンの多い動物性たんぱく質は一切摂らないメチオニン制限食を徹底して頑張りました。

ただ、白米を100g食べても、50㎎のメチオニンが含まれていますし、かぼちゃにもりんごにも微量のメチオニンが含まれているので、どんなに気をつけてもメチオニンを完全にゼロにはできません。

でも、食後にメチオニナーゼを飲めば、食事で取り込んだメチオニンを8割ほど減らしてくれるので、すごく安心でした。

もしうっかり肉を100g食べてしまっても、メチオニナーゼを飲めば、20gしか食べていないことになるわけですからね。

●広範囲にあったがんが半年余りで全部消えた！

抗がん剤とメチオニン制限の併用治療を始めて半年余り経ったとき、治療効果を確認するためにメチオニンPET検査を受けました。

検査後、先生に撮影した画像を見せられた私は、びっくりして我が目を疑いました。

あんなに広範囲に広がっていたがんが、きれいに消えていたのです！

抗がん剤とメチオニン制限食の相乗効果のお話は伺っていたけれど、まさかここまですごい効果があるとは思っていませんでした。

おかげで、絶対にしたくなかった手術もしなくて済みました。

がんが消えた後も、定期的に佐藤先生のクリニックでメチオニンPET検査を受けていますが、あれからがんは一個も見つかっていません。

●がんの再発を予防するために日常的にメチオニン制限

がんのない状態をキープしたいので、今も動物性たんぱく質を避けたメチオニン制限食もメチオニナーゼの摂取も続けています。スーパーで食品を選ぶときも、必ずメチオニンの含有量を調べてから購入しています。

がんが再発してまた抗がん剤治療をしたり手術したりすることを思えば、メチオニン制限生活のほうが断然いいですから。

食事もできるだけ飽きずに美味しく食べられるように工夫をしています。

例えば、同じ白米でも、おかゆでのばしたほうがメチオニン量を減らせます。そこにたくさんしいたけや白菜を入れたり、和風、中華風、韓国風に調味料を変えたりして、メチオニン制限食のアレンジを楽しんでいます。

カレーや焼きそばなどは、肉や魚介を入れなくても美味しくいただけますし。

私がメチオニン制限食だからといって、夫婦で別のメニューをわざわざ用意したりもしません。

例えば、チンジャオロースをつくったら、夫にだけ肉を入れて、私は肉の香りのついたザーサイとピーマンとタケノコだけ食べるわけです。

「たんぱく質は必須栄養素なのに大丈夫?」といわれたりしますが、厚生労働省の推奨する成人女性のたんぱく質の必要摂取量は1日50g程度です。もし鶏のササミを100g食べたら、それだけで36gものたんぱく質を摂ったことになります。

メチオニン制限食をするようになって、むしろ今までの私の食事はたんぱく質の摂り過ぎだったのだなあと気づきました。

がんになると、栄養をつけるためにプロテインドリンクを飲んだりする方がいるといいますが、がんにエサをどんどん与えているようなものなので、ぜひそのことを知っていただきたいなと思います。

●メチオニン制限で糖尿病のリスクも軽減できる

メチオニン制限には、がんの抑制以外にもいろいろなメリットがあると聞きました。そのひとつが糖尿病の改善です。

私の場合、動物性たんぱく質を避けると、どうしても白米やパスタ、ジャガイモなどの糖質が多くなってしまいます。

通常、糖質は増えると、糖尿病のリスクが心配になりますが、メチオニナーゼを飲むと、そのリスクも抑えられるそうです、おかげで、私は数値的に糖尿病の懸念がまったくない状態です。

佐藤先生からは、糖質も同時に制限すれば、筋肉が分解されてメチオニンが出ていくので、糖質も控えるように指示されていますが、それもできる範囲で努力していこうと思っています。

メチオニン制限をすると、ほかにも脂肪肝や白内障、パーキンソン病、認知症などの予防効果も期待でき、老化予防に役立つそうです。

そのせいか、メチオニン制限を始めてもう何年も経ちますが、以前よりも体調がよく、食欲もしっかりあります。

メチオニン制限はがん予防はもちろん、ステージ4でも効果があることを身をもって体験したので、ぜひ多くの方に知っていただけたらと思っています。

●メチオニン制限食とメチオニナーゼに救われたことに感謝！

じつは私の知人も、ステージ4の膵臓がんになって、4か月の余命宣告を受けてしまったのですが、抗がん剤とメチオニン制限治療を併用したら、半年後に腫瘍が4割に縮小しました。

また、60歳のときに膵臓がんになった別の友人も、抗がん剤治療に加えて、メチオニン制限食とメチオニナーゼ摂取のメチオニン制限治療を併用したら、がんが縮小したそうです。

ただ、その後うれしくて肉や魚介をたくさん食べていたら、がんがまた大きくなってしまったので、メチオニナーゼを再び飲んでいるようです。

おかげで4年経った今ではすっかりがんを克服し、ご夫婦でよくクルーズ旅行を満喫しています。

私もそうですが、抗がん剤治療だけではがんが縮小しないので、きっと今のような生活に戻れていなかったと思います。

あのとき、メチオニン制限食とメチオニナーゼに出会えたおかげで、本当に救われました。メチオニン制限治療は、間違いなく私の命の恩人です。

海外の事例：進行性の前立腺がんがメチオニナーゼで軽減

海外での、メチオニナーゼを併用してがんを克服した事例もご紹介します。

前立腺がんは、がんの中でアメリカの男性の死因第2位の疾患です。日本でも男性のがん罹患数第1位で、特に50代以上から増加傾向がみられます。

アメリカでは、骨転移を認める進行性の前立腺がんの患者さんのサプリメントとして、副作用のないメチオニナーゼが導入されています。

前立腺がんの検査には、PSA値と呼ばれる腫瘍マーカーが用いられます。

PSAとは、前立腺の上皮細胞から分泌されるたんぱく質（前立腺特異抗原）で、この数値が高いほど前立腺がんの可能性が高いと考えられます。

逆にPSA値が下がれば、前立腺がんの進行が抑えられているといえます。

55歳の男性Aさんは、前立腺がんと診断されてからメチオニナーゼを内服し始め、わずか4週間でPSA値が38・3％減少して数値が安定しました。

また、メチオニナーゼの内服から12日間で、体内を循環するメチオニンの値も42・7％減少しました。

Aさんはメチオニナーゼの内服期間に、メチオニン制限食に近いヴィーガン食を摂っていたこともあり、相乗効果が得られたと考えられます。


90歳の男性患者Bさんは、PSA値の急速な上昇が認められて前立腺がんと診断され、メチオニナーゼを内服し始めました。

Bさんも内服から4週間でPSA値が20・1％減少し、急激な上昇がストップしました。高齢の患者さんの場合、身体に大きな負担のかかる治療ができませんが、副作用のないメチオニナーゼなら安心して使用できるというメリットがあります。

このほか、骨に転移した前立腺がんの患者さんの事例でも、メチオニナーゼを3か月間内服した結果、PSA値が70％も減少したケースがあります。

第3章

がんも老化も防ぐ最新のホメオパシー医療

自己治癒力を高める〝最新のホメオパシー医療〟

ここまで、がんの原因がグルコース（ブドウ糖）やメチオニンの代謝異常であることに着目した最新のがん治療について詳しくお話ししてきました。

それらの基本となるのは、いずれもグルコースやメチオニンを制限する食事療法やサプリメントによって患者さん自身の自己治癒力を高める医療です。


これは、言い換えると〝最新のホメオパシー医療〟です。

ちなみに、ホメオパシーとは18世紀末にドイツで生まれた医療概念で、科学的根拠のないものも含まれています。

しかし、本書でいう**最新のホメオパシー医療とは、すべて科学的なエビデンスのあるもの**です。

厚生労働省が指摘しているような、根拠の不明確な民間療法とはまったく異なる治療法であることを、ぜひご理解ください。

科学的根拠のある最新のホメオパシー医療と併用して、抗がん剤治療や放射線治療をすることで、がん治療の効果がより高くなるという事例も第2章でご説明した通りです。

がん治療の研究は世界中で急速に進められており、標準治療だけに頼る旧来のがん治療こそ、明確な科学的根拠がないといえます。

これからの時代のがん治療は、患者さん自身の自己治癒力を高め、患者さんの身体により負担をかけない最新のホメオパシー医療にシフトチェンジする転換期にさしかかっているといえます。

加齢によってがん細胞が増えるメカニズム

がんの原因は遺伝子異常だけでなく、代謝異常でもあるとお話ししましたが、そうした状況を招くひとつの要因となるのが〝加齢〟です。

男女ともに50代からがん患者さんが増加する傾向があり、国立がん研究センターのがん統計でも、高齢化に伴ってがんの罹患数と死亡数が増え続けています。

高齢化の影響を除いた年齢調整率の統計では、がんの罹患が2010年前後を境に横ばいになり、がんの死亡数も1990年代半ば以降は減少しています。そのことからも、高齢化ががんを引き起こす要因となっていることは明らかです。

どんなに健康な人でも、紫外線やウイルス、活性酸素をはじめ、さまざまなストレスによって、1日に3000個以上のがん細胞が身体の中で発生しているというお話をしましたよね。

もちろん、そのすべてががん細胞になるわけではなく、私たちの体内に生来備わっている免疫機能ががん化するのを防いでくれているおかげで、がんにならずにいられるわけです。

しかし、**免疫機能は加齢とともにどんどん低下**します。

加齢によって衰えた免疫の網をすり抜けたがん細胞は、体内で密かに分裂を繰り

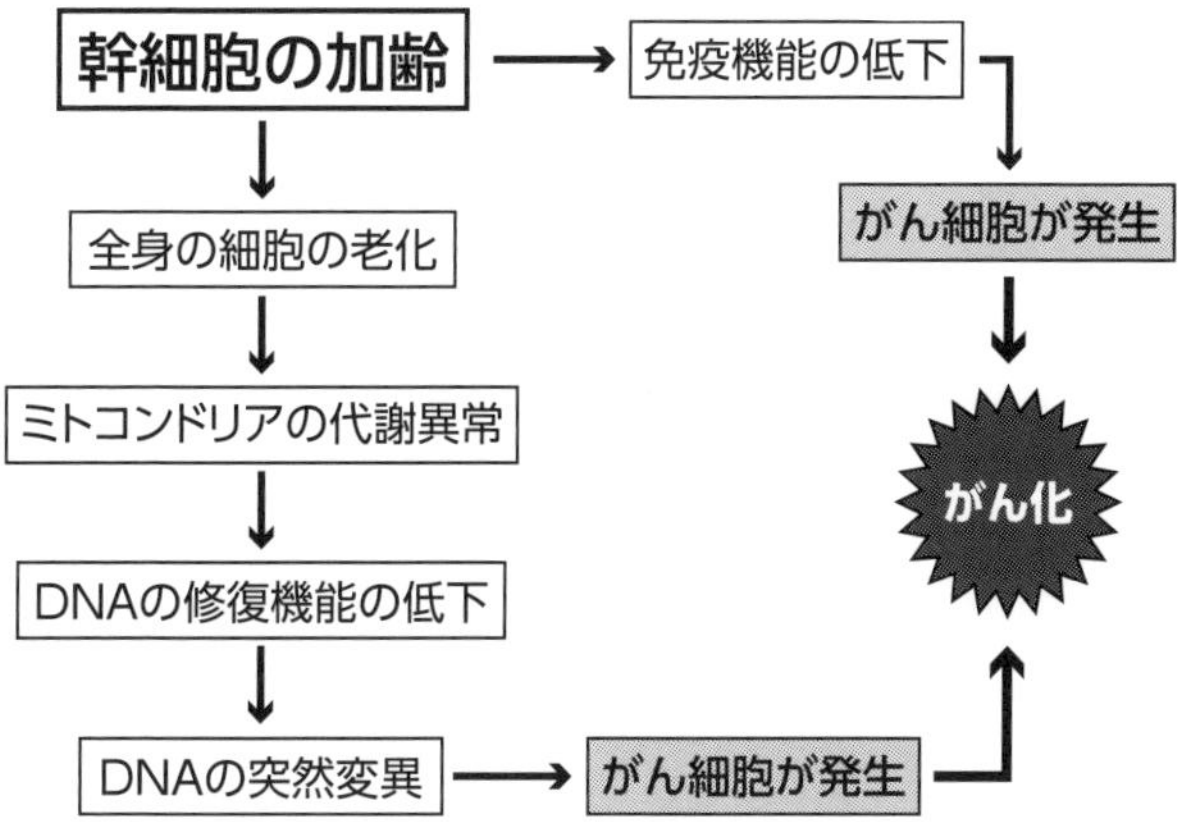

—— 加齢によってがん化リスクが上がるメカニズム ——

返し、やがてがん化してしまいます。

また、加齢によって全身の細胞も衰えます。

細胞が衰えると、細胞内にある小器官ミトコンドリアの質も低下します。

それに伴って、細胞の敵である活性酸素を除去する酵素が減少します。

ミトコンドリアがDNAの損傷を修復する機能が低下すると、損傷したDNAが修復されないままどんどん蓄積してしまうことになります。

第2章のワールブルク効果の説明で、

「がんは本質的に代謝障害であり、ミトコンドリアの取り返しのつかない損傷により引き起こされる」（57ページ）ものであり、「ミトコンドリアが損傷していると、細胞が生きていくのに必要なエネルギーが不足するため、遺伝子ゲノムが不安定になり、DNAに突然変異が起こる」（58〜59ページ）というお話をしたのを覚えていますか？

加齢によって全身の細胞が衰えると、細胞内のミトコンドリアの代謝機能が低下し、DNAの突然変異が起こりやすくなって、がん細胞が発生するリスクが高くなってしまうのです。

同じ年齢でも老化の度合いが違うわけ

老化は加齢とともに誰にでも訪れるものですが、老化を防ぐことで、がんを予防できることが最新の研究で明らかになっています。

その説明をする前に、近年注目されている老化研究についてお話ししたいと思います。

一般の統計などでは、30代、40代、50代……というふうに年代でひとくくりにされることが多いのですが、例えば同じ60代でも、身体が非常に健康で実年齢よりもはるかに若々しく見える人と、逆に多くの疾患を抱えていて実年齢よりも老け込んで見える人がいますよね。

医学的にも暦上の実年齢だけでは老化の度合いを測れないことから、近年は実年齢とは異なる概念の「生物学的年齢」の研究が進んでいます。

生物学的年齢とは、身体の細胞や組織の状態に基づいた年齢のことで、実年齢よりもその人の健康状態や死亡率を正確に反映しているといわれています。

同じ年齢でも老化の度合いがまったく違うのは、**個々人の先天的な要因と後天的な要因による生物学的年齢が異なっているから**なのです。

老化とがんリスクの新たな指標「エピジェネティック・クロック」

生物学的年齢が進み老化する速度は、「ペース・オブ・エイジング（PoA）」と呼ばれています。

生物学的年齢を割り出すには、「老化時計（エイジング・クロック）」が用いられます。これは、1000人以上を対象にした遺伝子などに関わる調査データに基づいたものです。

老化時計の中でも注目されているのが、「エピジェネティック・クロック」と呼ばれる生物学的年齢を算出する検査方法です。

遺伝子からたんぱく質などがつくられて生命活動に必要な作用が起きることを遺伝子の発現といいますが、これを阻止するのがDNAのメチル化です。

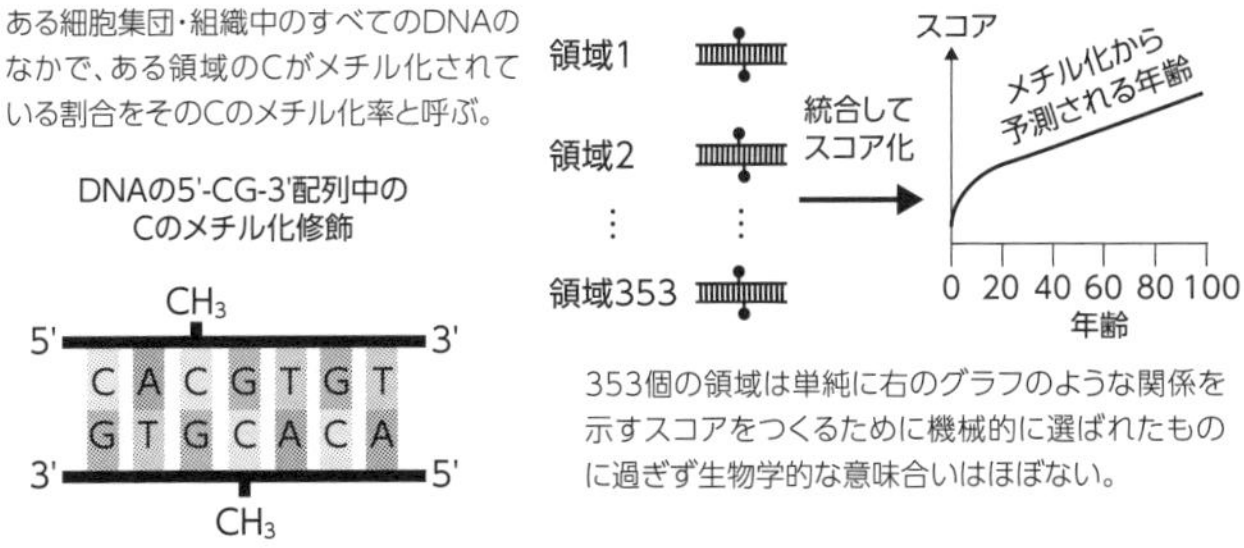

ある細胞集団・組織中のすべてのDNAのなかで、ある領域のCがメチル化されている割合をそのCのメチル化率と呼ぶ。
DNAの5'-CG-3'配列中のCのメチル化修飾
CH3
5'
3'
CACGTGT
GTGCACA
3'
5'
CH3
領域1
領域2
領域353
統合してスコア化
スコア
メチル化から予測される年齢
0 20 40 60 80 100
年齢
353個の領域は単純に右のグラフのような関係を示すスコアをつくるために機械的に選ばれたものに過ぎず生物学的な意味合いはほぼない。

DNAのメチル化：DNAは4種類の塩基配列「A（アデニン）」「T（チミン）」「C（シトシン）」「G（グアニン）」が連なったもので、その中に遺伝子情報が書き込まれている。そのひとつである「C（シトシン）」にメチル基（-CH3）が付加され、5-メチルシトシンになることを「DNAのメチル化」という。

―― DNAのメチル化の仕組み ――

（高杉征樹『老化研究をはじめる前に読む本』［羊土社］より）

近年の研究から、DNAのメチル化のレベルと生物学的年齢の相関関係が明らかになっています。

例えば、DNAのメチル化率が低ければ、実年齢にかかわらず、生物学的年齢が若い状態と判断できるわけです。

つまり、**老化もがんも防ぐには、DNAのメチル化を阻止する**必要があり、その指標となるのが、DNAのメチル化率を測定して身体の老化度を見極めるエピジェネティック・クロックなのです。

最近は、エピジェネティック・クロックが医療の現場でも使われ始めています。

メチオニン制限食やメチオニナーゼは血中メチオニンレベルを低下させることにより、エピジェネティック・クロックを若返らせます。そしてがん化を防ぐわけです。

寿命の指標になる「テロメア」と0次予防

加齢によって細胞が老化するというお話をしましたが、その大きな要因として、細胞核内にある「テロメア」が近年注目されています。

テロメアは細胞核内の染色体にあり、その末端を保護する特定の塩基配列がループ状に繰り返し連なる構造体です。

染色体には数百から数千もの遺伝子情報が記録されていますが、テロメアが保護している染色体の末端には、遺伝子情報がもともと書き込まれていません。

細胞が分裂すると、そのたびに染色体が切断されて、テロメアがどんどん短くなっていきます。

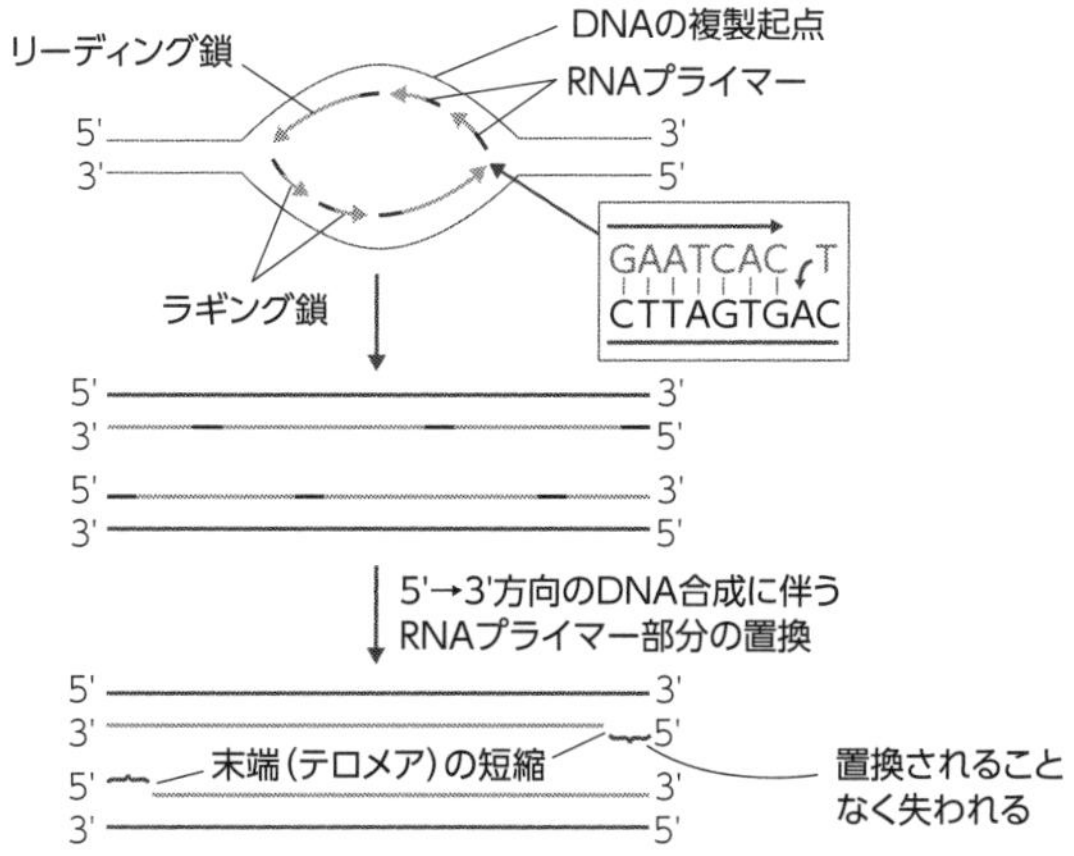

―― 末端複製問題 ――

（高杉征樹『老化研究をはじめる前に読む本』［羊土社］より）

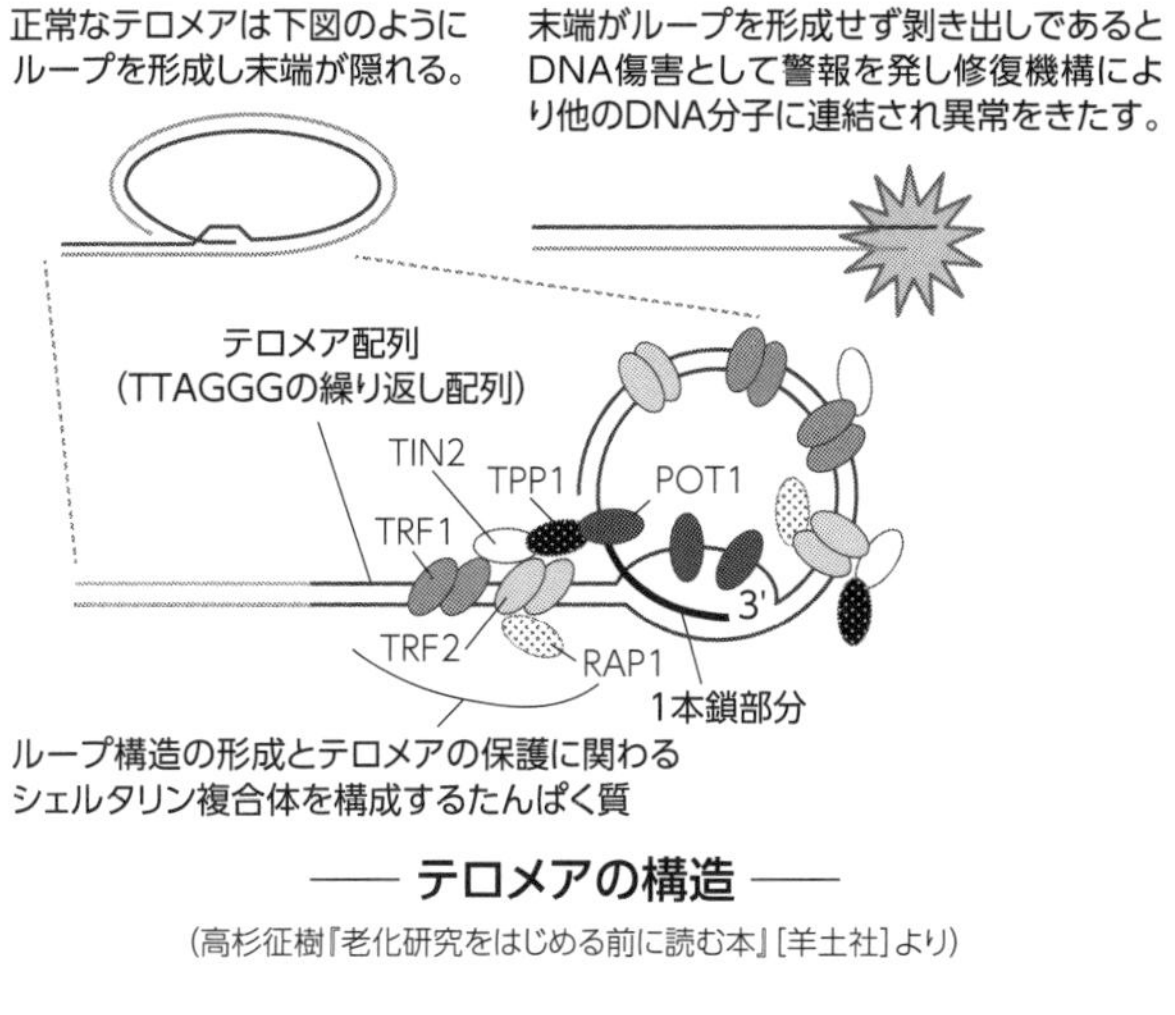

―― テロメアの構造 ――

（高杉征樹『老化研究をはじめる前に読む本』［羊土社］より）

すると細胞の老化が始まりますが、テロメアが短くなりすぎると、細胞がそれ以上分裂できなくなります。

これに対して、がん細胞は異常な細胞を増殖させようとして、テロメアの末端を伸長させるテロメラーゼという酵素を活性化させます。

しかし、ヒトを含む大きな哺乳動物の細胞には、テロメラーゼの活性を抑制させる働きがあります。

そのため、異常な細胞分裂が起こっても、分裂回数を制限して、がんの発生を抑えています。

こうしたことから、テロメアの長さと老化やがん発生には相関関係があることがおわかりいただけると思います。

実際、テロメアが短い人は、総死亡率が高いというデータもあり、**テロメアの長さを見ることで、その人の寿命を類推できる**のです。

がんの0次予防も、テロメアの長さを指標にできます。

細胞老化によってがんの発生が抑制される

身体の老化はがんリスクを高める一方、細胞老化はがんの発生を抑制することがわかっています。

細胞老化とは、修復が困難なＤＮＡの損傷に対する反応や、異常な細胞増殖を感知して、細胞分裂を停止することです。

つまり、細胞が老化することによって発がんリスクのある細胞の増殖を抑えて、がん化を防いでいるわけです。

「細胞老化するのに、がんの予防に役立つなんて不思議」と思われるかもしれませんね。そのメカニズムをご説明しましょう。

通常、細胞は幾つかの段階を経たサイクルで分裂と増殖を繰り返します。

その際、それぞれの段階で進行してもいいかどうかを確認するチェックポイントがあります。細胞老化はそのチェックポイントにおいて、異常な細胞の増殖を察知

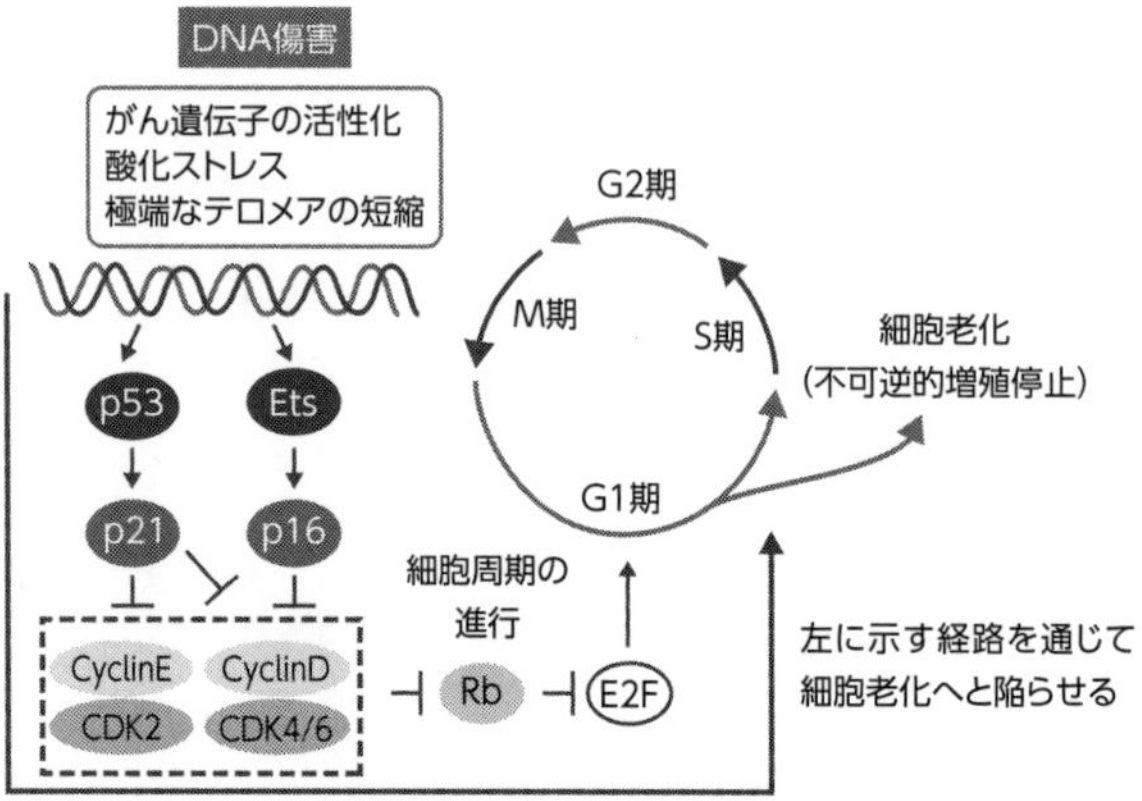

――細胞老化のメカニズム――

(高杉征樹『老化研究をはじめる前に読む本』[羊土社]より)

すると、細胞分裂をストップさせる働きがあります。

それによって、がんの発生を抑えられるのです。

ところが、そのときにＣＤＫ（サイクリン依存性キナーゼ）というたんぱく質が出て、細胞分裂を停止する働きを抑えて細胞の増殖を進めようとします。

すると、今度はそれに対抗してＣＤＫの活性を抑制するｐ16やｐ21といった遺伝子が出てきます。

それらの働きによってＣＤＫをつくることができなくなると、細胞が分裂や増殖を繰り返すサイクルがうまく回らなくなり、細胞ががん化できなくなります。

こうしたことから、**細胞老化はがん化する恐れのある細胞の増殖を未然に食い止めるのに役立つ**といえます。

がん化しつつある病変には、細胞分裂がストップして、老化物質が蓄積していることが多々あります。

それらがそのままがん化して増殖することはありません。

なぜなら、私たちの身体にはがん化を防ぐ自己治癒力が備わっているからです。

自然免疫力を担当するNK細胞やガンマデルタT細胞が活性化していれば、老化細胞を除去して健康を保つことが可能なのです（36ページでお話しした免疫療法のBAK療法でも老化細胞を除去できます）。

老化細胞が蓄積するとがん化リスクがアップ

細胞老化はがん化の抑制に役立ちますが、それと当時に細胞老化によって老化細胞が蓄積すると、周辺の細胞のがん化リスクが上がることがわかっています。

矛盾しているようですが、細胞老化には、がん化リスクを抑えるブレーキの働きがある一方、がん化リスクを上げるアクセルの働きもあるのです。

そのメカニズムを解説する前に、用語の再確認をしておきたいと思います。

細胞老化は細胞分裂を停止することです。一方、老化細胞は細胞老化によって機能が低下して老化した細胞のことです。言葉は一見似ていますが、意味はそれぞれ違うのでご注意ください。

細胞老化によって老化細胞が増えてくると、SASP（細胞老化随伴分泌現象）と呼ばれるものが起こります。

それによって、老化細胞からさまざまなたんぱく質が分泌されると、細胞老化が引き起こされたり、免疫細胞が誘発されたりして、老化細胞が除去されます。

一方、細胞老化によって老化細胞が蓄積すると、慢性炎症が起こります。

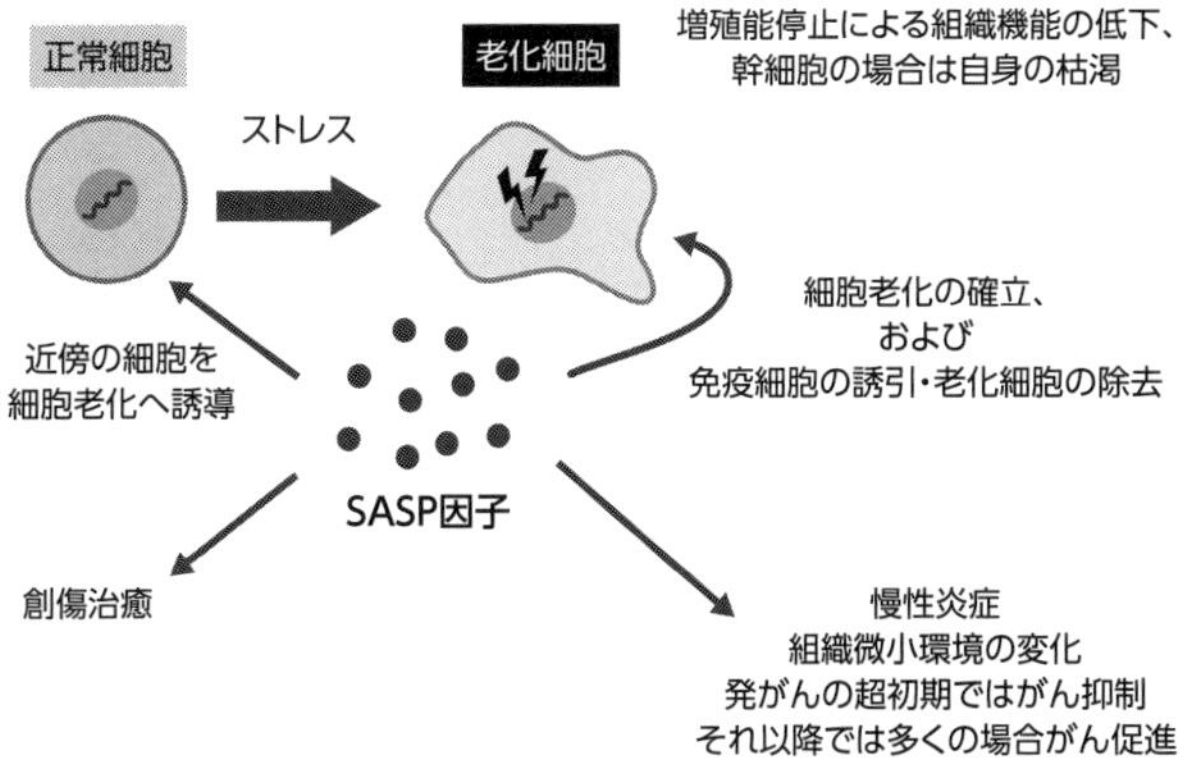

―― SASPのメカニズム ――

(高杉征樹『老化研究をはじめる前に読む本』[羊土社]より)

慢性炎症は、がん化を超初期段階で抑制します。

ただ、慢性炎症がずっと続くと、今度はがん化を促進してしまうという真逆の現象が起こります。

もうひとつ、SASPは傷の治癒にも関係しています。傷つくと、そこに細胞がたくさん集まってきて、SASPの作用で傷を治してくれるのです。

また、SASPの働きによって、近傍の細胞の細胞老化も促します。

加齢をコントロールしてがんを防ぐファイトエイジングの時代

老化とがん化のさまざまなメカニズムについてお話をしましたが、本書の主題のひとつであるメチオニンはそうした働きにも関わっています。

第2章でメチオニン制限をすると、がんの増殖を抑えられるメカニズムについて詳しくご説明しましたが、近年の研究では、メチオニン制限食を摂ることによって、メチオニンから合成される代謝物質が抑えられて、寿命が延びることもわかっています。

メチオニン制限食に加えて、食事からたんぱく質を摂取しても、メチオニンだけを選択的に阻害してくれる作用のあるメチオニナーゼを摂ると、生物学的年齢も若返るのです。

ある研究者たちはショウジョウバエを用いたカロリー制限とメチオニン制限が、繁殖力と寿命に及ぼす影響を調べました。その研究では、カロリー制限は寿命に影響を与えず繁殖力を低下させたのに対し、メチオニン制限は寿命を延ばし繁殖力に悪影響を及ぼさないと結論づけました。

つまり、**メチオニン制限をすることは、がん患者さんだけでなく、すべての人の老化予防に有効である**ということです。

特にメチオニナーゼは、肉や魚介を控えるメチオニン制限食を続けることが難しい方でも簡単に効率よくメチオニン制限ができるのでおすすめです。

これからの時代は、**老化に抗うアンチエイジングというより、加齢の速度をコントロールするファイトエイジング**の時代です。

メチオニン制限は、まさにファイトエイジングに欠かせない方法論といえます。

がん治療に伴う苦痛をやわらげる「CBD」

第1章でお話ししましたが、抗がん剤治療をすると、さまざまな副作用が起きます。

気分が悪くなって吐き気がする、口内炎ができる、食欲不振になる……といった副作用が起きると、食事そのものが摂れなくなってしまうことが少なくありません。

栄養バランスのいい食事が摂れないと、がん患者さんはただでさえ体力が衰えがちなのに、免疫力まで落ちてしまいます。

それによって、治療を継続することができなくなったり、他の感染症にかかりやすくなったりする懸念もあり、さらにがんが悪化する危険性があります。

そうした患者さんにおすすめなのが、「CBD（カンナビジオール）」です。

これは、大麻（ヘンプ）草から抽出した油分を精製した植物性の化合物カンナビノイドの一種です。

CBDはがんを治す治療薬ではありませんが、がん治療に伴う副作用や痛み、不安、睡眠障害などの緩和が期待できます。

ちなみに、大麻草からつくられるマリファナとは主成分が異なるのでご安心ください。

CBDを摂取する方法としては、カプセルやグミなどのサプリメントとして経口摂取したり、オイルを舌下に垂らしたり、肌から経皮吸収したりするなどの方法があります。

さまざまな商品が市販されていますので、標準治療や免疫療法の補完的な療法としてCBDを活用されることをおすすめします。

2023年12月に「大麻取締法及び麻薬及び向精神薬取締法の一部を改正する法律」が成立し、2024年12月12日にその一部が施行されました。これによって、国内では禁止されていた成分に明確な基準が設定されたのです。その成分が、Δ9−THC（テトラヒドロカンナビノール）です。この成分がCBD製品の中に基準を超える量で含まれている場合は「麻薬」に該当することになります。

従来、様々な病気やストレスを緩和する薬の代替としてＣＢＤを摂取してきた人たちは、規制によって使用できなくなります。

とくに子どもの難病である小児てんかんの発作抑制に使われてきた方々は切実な思いを抱かれています。

私達からＣＢＤを奪わないで下さい！

というオンライン署名も始まっているようです。

がん予防にも
老化予防にも役立つ
メチオニン制限レシピ集

	夕食	間食	栄養量	
	おでん チンゲン菜ソテー 長芋の酢の物 きのこ雑炊	すいか8分の1	エネルギー たんぱく質 脂質 糖質 炭水化物 **メチオニン**	877 kcal 23.4 g 13.3 g 151.5 g 177.3 g **305** mg
	野菜のトマト煮 しらたきのペペロンチーノ ピラフ風雑炊	メロン8分の1	エネルギー たんぱく質 脂質 糖質 炭水化物 **メチオニン**	843 kcal 21.2 g 20.5 g 135.5 g 160.6 g **257** mg
	野菜の中華炒め 大学芋 ザーサイ雑炊	ぶどう2分の1房 梨4分の3	エネルギー たんぱく質 脂質 糖質 炭水化物 **メチオニン**	990 kcal 21.2 g 13.3 g 151.5 g 177.3 g **297** mg

※可能な限りメチオニンを少なくしていますが、300mg程度のメチオニンを含有します。体重1kgあたり3mgまでの摂取、つまり体重60kgの人は180mgまでが理想です。本レシピにプラスしてメチオニナーゼを併用していただくことで、摂取目安に近づくことができると考えられます。

※メチオニンを制限すると、エネルギー摂取量は極端に下がります。医師の指導のもと、メチオニン制限食の導入をご検討ください。

※メチオニン制限食は、通常の食材量と大きく異なるため、水分量、調味料の分量は目安となります。一度つくっていただき、量をご調整ください。

献立一覧

日付	朝食	昼食	
メチオニン制限食 **1日目**	里芋の含め煮 塩昆布和え すまし汁 もも1個	ざるうどん 野菜チップ キウイフルーツ オレンジ2個	
メチオニン制限食 **2日目**	野菜ポトフ キャベツとピーマンのカレー炒め グレープフルーツ2分の1	サンドイッチ（トマトレタス・マリネ） フルーツサラダ	
メチオニン制限食 **3日目**	とろろとなめこ汁 オクラのおろし和え アスパラソテー りんご2分の1	あんかけ焼きそば 海草サラダ パイナップル	

メチオニン制限食

\1日目/

朝食

～里芋の含め煮～

○材料(1人分)

里芋　球茎　生……80g
にんじん　根　皮むき　生……20g
かつおだし……50g
うすくちしょうゆ……6g
みりん　本みりん……(小さじ1) 6g
ゆず　果皮　生……2g

作り方

1. 里芋、にんじんは一口大に切る。
2. かつおだし、調味料で 1 を煮る。
3. 小鉢に盛り、ゆずの皮の千切りを天盛りにする。

～塩昆布和え～

○材料(1人分)

キャベツ　結球葉　生……50g
青ピーマン　果実　生……10g

にんじん　根　皮むき　生 ……………… 5g
食塩 ……………… 0.5g
塩昆布 ……………… 2g
こいくちしょうゆ ……………… 0.5g
みりん　本みりん ……………… 0.5g

作り方

1. キャベツ、ピーマン、にんじんは、それぞれ千切りにし、よく塩でもむ。
2. 塩昆布・調味料と１を合わせる。

～すまし汁～

○材料（1人分）

えのきたけ　生 ……………… 15g
にんじん　根　皮むき　生 ……………… 5g
大根　根　皮むき　生 ……………… 10g
わかめ　乾燥わかめ　素干し ……………… 0.5g
かつおだし ……………… 150g
うすくちしょうゆ ……………… 2g
食塩 ……………… 1g
糸みつば　葉　生 ……………… 5g

作り方

1. えのきたけは石づきを取り、半分に切ってほぐす。にんじん、大根は千切りにする。わかめは水で戻しておく。
2. 鍋にかつおだし、調味料と１を入れ煮る。
3. 椀にみつばを入れ２を注ぐ。

～もも１個～

もも　生 …… 150g

1日目

昼食

～ざるうどん～

○材料(1人分)

うどん　小麦　ゆで …… 100g

つゆ

- みりん　本みりん …… 20g
- かつおだし …… 120g
- こいくちしょうゆ …… 20g
- 削り節 …… 2.5g

トッピング

あさつき　葉　生 …… 5g

あまのり　焼きのり …… 0.2g

作り方

1. 鍋にかつおだしを入れて中火でひと煮立ちさせる。
2. ボウルに１、かえし(調味料)、削り節を入れ、よく混ぜ合わせる。
3. お湯を沸騰させた鍋にうどんを入れ、パッケージの表記時間通りにゆでる。流水でぬめりを取り、ザルにあげて水気を切る。

4. 器に盛り付け、トッピングを添え、2につけていただく。

～野菜チップ～

○材料(1人分)

れんこん　根茎　生 ……………… 20g
日本かぼちゃ　果実　生 ……………… 30g
食塩 ……………… 0.5g
調合油 ……………… 10g

作り方

1. れんこん、かぼちゃは5mm幅にスライスする。
2. 揚げ焼きにし、塩をふる。

～キウイフルーツ～

キウイフルーツ　緑肉種　生 ……………… 100g

～オレンジ2個～

オレンジ　ネーブル　砂じょう　生 ……………… 200g

\1日目/

夕食

～おでん～

○材料（1人分）

大根　根　皮むき　生……100g
にんじん　根　皮つき　生……50g
ごぼう　根　生……30g
ミニトマト　果実　生……30g
真昆布　素干し……2g
こんにゃく　板こんにゃく　精粉こんにゃく……80g
こいくちしょうゆ……10g
食塩……1g
みりん　本みりん……2g
米のとぎ汁……適量
練りからし……少量

作り方

1. 大根は3cm幅の輪切りにし、隠し包丁を入れ、面取りをする。にんじん、ごぼうは乱切りにする。こんにゃくは両面に5mm幅の格子状の切り込みを入れ、半分に切り、さらに斜め半分に切る。こんにゃくをザルに入れ、熱湯を回しかけ、お湯を切る。
2. 鍋に大根と、大根にかぶる程度の米のとぎ汁、にんじん、ごぼうを入れ、大根に竹串がスッと通るまで下ゆでをする。湯切りをし、流水にさらして洗い、水気を切る。
3. 鍋に水と真昆布を入れて中火で加熱する。

沸騰直前に真昆布をとりだし、沸騰したら調味料を入れる。
4. 再度沸騰したら準備したすべての具材を入れ中火で煮込む。沸騰したら弱火にして15分程煮込む。
5. 味が染み込んだら火から下ろし、練りからしを添える。

～チンゲン菜ソテー～

○材料(1人分)

チンゲン菜　葉　生……80g
にんじん　根　皮つき　生……10g
しいたけ　生しいたけ　菌床栽培　生……10g
調合油……1g
顆粒ブイヨン……0.5g
食塩……0.3g
こしょう　白　粉……0.01g

作り方

1. チンゲン菜は根元を落として4～5cmのざく切りにし、茎と葉に分けておく。にんじんは千切りにする。
2. しいたけは薄切りにする。
3. 油を熱し茎、にんじんをよく炒め、葉、しいたけを加え調味する。

～長芋の酢の物～

○材料(1人分)

きゅうり　果実　生 ……………………………20g
長芋　塊根　生 …………………………………40g
わかめ　湯通し塩蔵わかめ　塩抜き ……………3g
穀物酢 ………………………………………………8g
上白糖　車糖 ………………………………………2g
うすくちしょうゆ …………………………………4g
かつおだし …………………………………………3g

作り方

1. きゅうりは千切りにする。
2. 長芋は千切りにする。
3. ボウルに水とわかめを入れて5分置いて戻し、ザルにあげて水気を切る。
4. ボウルに調味料を入れ混ぜ合わせる。
5. 4に1、2、3を入れ混ぜ合わせたら、器に盛り付ける。

～きのこ雑炊～

○材料(1人分)

米　精白米　うるち米 ……………………………30g
まいたけ　生 ………………………………………10g
ぶなしめじ　生 ……………………………………10g
にんじん　根　皮むき　生 ………………………10g
清酒　普通酒 ………………………………………1g

食塩 ……………………………………………0.2g
こいくちしょうゆ ……………………………1g
葉ねぎ　葉　生 ………………………………3g
水 ………………………………………………適量

作り方

1. まいたけ、しめじは石づきを取り一口大に分けておく。
2. にんじんは細切りにする。
3. 鍋で米を研いで、水を入れ中火にかける。
4. 調味料、食材を入れ沸騰したら弱火にして20分炊く。
5. 好みの硬さに炊き上げたら葉ねぎを散らす。

＼1日目／

間食

～すいか8分の1～

すいか　赤肉種　生 ……………………150g

一日の栄養摂取量

	エネルギー (kcal)	たんぱく質 (g)	ナトリウム (mg)	カルシウム (mg)
目標量	1,847	61.3	3,950	622
摂取量	877	23.4	4,554	383
比率	47%	38%	115%	62%

	鉄 (mg)	レチノール活性当量 (μg)	ビタミンB1 (mg)	ビタミンB2 (mg)
目標量	10.8	546	0.93	1.08
摂取量	5.9	1,064	0.71	0.63
比率	55%	195%	76%	58%

	ビタミンC (mg)	コレステロール (mg)	食物繊維総量 (g)	食塩相当量 (g)
目標量	94	400	20.0	10.0
摂取量	327	5	25.8	11.7
比率	348%	1%	129%	117%

☆含硫アミノ酸メチオニン　305㎎

メチオニン制限食

2日目

朝食

～野菜ポトフ～

○材料（1人分）

たまねぎ　りん茎　生	50g
ジャガイモ　塊茎　生	50g
にんじん　根　皮つき　生	30g
アスパラガス　若茎　生	20g
水	150g
顆粒ブイヨン	1g
食塩	0.7g
こしょう　白　粉	0.01g
パセリ　葉　生	1g

作り方

1. たまねぎはくし形切り、ジャガイモは大きめ一口大、にんじんは乱切り、アスパラガスは5cm切りにする。
2. 1に水とブイヨンを加えて煮る。
3. さいごにパセリをちらして塩・こしょうで味を調え、器に盛る。

～キャベツとピーマンのカレー炒め～

○材料(1人分)

キャベツ　結球葉　生……50g
青ピーマン　果実　生……10g
赤ピーマン　果実　生……10g
調合油……12g
カレー粉……0.5g
食塩……0.5g

作り方

1. キャベツは千切り、ピーマン(青・赤)は細切りにする。
2. 中火で熱したフライパンに油をひき、食材を入れて炒める。油がなじんだら調味料を入れて炒め合わせる。
3. 全体に味がなじんだら火から下ろし、器に盛り付ける。

～グレープフルーツ2分の1～

グレープフルーツ
　白肉種　砂じょう　生……100g

＼2日目／

昼食

～サンドイッチ（トマトレタス・マリネ）～

○材料（1人分）

食パン　小麦 ……………………（8枚切り 2枚）90g
トマト　果実　生 ……………………………………40g
レタス　土耕栽培　結球葉　生 …………………10g
マヨネーズ　全卵型 ………………………………3g
レッドキャベツ　結球葉　生 ……………………15g
にんじん　根　皮つき　生 ………………………15g
穀物酢 ………………………………………………3g
上白糖　車糖 ………………………………………1g
食塩 ………………………………………………0.2g
有塩バター …………………………………………3g
パセリ　葉　生 ……………………………………1g

作り方

1. トマトは輪切り、レタスは大きくちぎる。
2. 食パン2枚をそれぞれ半分に切って4枚にする。
3. 2のうち2枚の片面にマヨネーズをぬる。
4. 3に1をはさむ。
5. レッドキャベツ、にんじんを千切りにし、パセリをみじん切りにする。
6. 酢、砂糖、塩と5でマリネをつくる。
7. 2のうち残り2枚にバターをぬり、6をはさむ。

～フルーツサラダ～

○**材料（1人分）**

りんご　皮むき　生……60g
きゅうり　果実　生……30g
うんしゅうみかん　缶詰　果肉……30g
マヨネーズ　全卵型……5g
ヨーグルト　全脂無糖……3g

作り方

1. りんごはいちょう切りにする。きゅうりは小口に切る。
2. 1とみかんをマヨネーズ・ヨーグルトで和える。

2日目

夕食

～野菜のトマト煮～

○**材料（1人分）**

にんじん　根　皮つき　生……30g
たまねぎ　りん茎　生……30g
ズッキーニ　果実　生……50g
なす　果実　生……50g
西洋かぼちゃ　果実　生……50g
顆粒ブイヨン……1g
トマトピューレ……12g

トマトケチャップ ……………… 3g
食塩 ……………… 0.5g
水 ……………… 100〜150g

作り方

1. たまねぎとにんじんを1cm角切りにする。
2. なす、ズッキーニ、かぼちゃを乱切りにする。
3. 鍋にトマトピューレ、水、ブイヨンを入れ混ぜ合わせ、食材を入れ中火にかける。中に火が通るまで弱火で煮る。
4. ケチャップと塩で味を調える。

〜しらたきのペペロンチーノ〜

○材料(1人分)

こんにゃく　しらたき ……………… 80g
にんにく　りん茎　生 ……………… 1g
オリーブオイル ……………… 2g
食塩 ……………… 0.5g
鷹の爪　葉・果実　生 ……………… 0.1g

作り方

1. しらたきは、よくゆでて水気を切っておく。
2. オリーブオイルでにんにくを炒める。
3. 2に1と鷹の爪を入れ炒める。
4. 塩で味を調える。

～ピラフ風雑炊～

○材料(1人分)

米　精白米　うるち米 ……………………………30g
清酒　普通酒 …………………………………………1g
食塩 …………………………………………………0.2g
こいくちしょうゆ ……………………………………1g
ミックスベジタブル　冷凍 ……………………20g
水 ………………………………………………380cc

作り方

1. 鍋で米を研いで、水を入れ中火にかける。
2. 調味料を入れ、沸騰したら弱火にして20分炊く。
3. ミックスベジタブルを入れ、好みの硬さに炊き上げる。

\2日目/

間食

～メロン8分の1～

メロン　露地メロン　緑肉種　生 ………………150g

一日の栄養摂取量

	エネルギー (kcal)	たんぱく質 (g)	ナトリウム (mg)	カルシウム (mg)
目標量	1,847	61.3	3,950	622
摂取量	843	21.2	2,008	243
比率	46%	35%	51%	39%

	鉄 (mg)	レチノール活性当量 (μg)	ビタミンB1 (mg)	ビタミンB2 (mg)
目標量	10.8	546	0.93	1.08
摂取量	4.3	904	0.65	0.43
比率	40%	166%	70%	40%

	ビタミンC (mg)	コレステロール (mg)	食物繊維総量 (g)	食塩相当量 (g)
目標量	94	400	20.0	10.0
摂取量	217	13	25.1	5.0
比率	231%	3%	126%	50%

☆含硫アミノ酸メチオニン　257mg

メチオニン制限食

3日目

朝食

～とろろとなめこ汁～

○材料(1人分)

長芋　塊根　生……30g
かつおだし……120g
こいくちしょうゆ……(小さじ1/2)3g
食塩……0.3g
なめこ　生……20g

作り方

1. 長芋をすりおろす。
2. だし、調味料、なめこをひと煮立ちさせる。
3. 2に1を入れ、軽く混ぜて完成。

～オクラのおろし和え～

○材料(1人分)

大根　根　皮むき　生……50g
オクラ　果実　生……(1本)10g
こいくちしょうゆ……(小さじ1/2)3g

作り方

1. 大根をおろし、器に盛る。
2. オクラは下ゆでし、小口切りにする。
3. 1に2を入れ、しょうゆをかける。

～アスパラソテー～

○材料(1人分)

アスパラガス　若茎　生……40g
しいたけ　生しいたけ　菌床栽培　生……15g
たまねぎ　りん茎　生……20g
調合油……(小さじ1/2) 2g
食塩……0.3g
こしょう　白　粉……0.01g

作り方

1. アスパラガスは、固めにゆで、斜めに切る。
2. 生しいたけは、石づきを取り、千切りにする。
3. たまねぎはくし形に切る。
4. フライパンに油をひき、1、2、3を入れて炒め、調味する。

～りんご2分の1～

りんご　皮むき　生……100g

3日目

昼食

～あんかけ焼きそば～

○材料（1人分）

しいたけ　干ししいたけ　干し……………（1個）2g
たまねぎ　りん茎　生……………………………20g
にんじん　根　皮むき　生………………………10g
タケノコ　若茎　水煮……………………………15g
白菜　結球葉　生…………………………………50g
さやえんどう　若ざや　生…………………………5g
調合油…………………………………………………8g
中華だし…………………………………………100g
清酒　普通酒…………………………………………8g
上白糖　車糖…………………………………………2g
食塩………………………………………………0.5g
うすくちしょうゆ……………………………………6g
しょうが　根茎　生……………………………0.5g
片栗粉　ジャガイモでん粉…………………………5g
蒸し中華めん　小麦……………………………100g
ごま油…………………………………………………3g
塩・こしょう……………………………………適量

作り方

1. しいたけを水で戻し、薄切りにする。
2. たまねぎをくし形に切る。
3. にんじんとタケノコの水煮は短冊切りにする。
4. 白菜は3cm幅のそぎ切りにする。

5. さやえんどうをゆでる。
6. 中火で熱したフライパンに油をひき、3を入れ炒める。
7. 2、4を入れて中火で炒める。
8. 全体に油がなじんだら中華だしを入れて、中火で煮立たせる。
9. 1を入れ、蓋をする。中火で1分程煮たら調味料・しょうがを入れて混ぜ合わせる。
10. 中火のまま、塩・こしょうで味を調える。
11. 水溶き片栗粉を回し入れて、とろみがつくまで中火で煮たら、火から下ろしゆでたさやえんどうを加える。
12. 中華めんをごま油で炒める。
13. 11を皿に盛り、10をかける。

～海草サラダ～

○材料(1人分)

わかめ　湯通し塩蔵わかめ　塩抜き……20g
とさかのり　赤とさか　塩蔵　塩抜き……10g
とさかのり　青とさか　塩蔵　塩抜き……10g
レタス　土耕栽培　結球葉　生……10g
和風ドレッシングタイプ調味料……7g

作り方

1. わかめ、赤・青とさかは塩抜きをしておく。
2. レタスは一口大にちぎっておく。
3. お皿に盛り付けドレッシングをかける。

～パイナップル～

パイナップル　生 ……………………………………80g

＼3日目／

夕食

～野菜の中華炒め～

○材料(1人分)

タケノコ　若茎　水煮 ……………………………30g
青ピーマン　果実　生 ……………………………20g
黄ピーマン　果実　生 ……………………………15g
赤ピーマン　果実　生 ……………………………15g
根深ねぎ　葉　軟白　生 …………………………30g
調合油 ……………………………………(大さじ1/2)6g
にんにく　りん茎　生 ……………………………5g

調味料

こいくちしょうゆ ……………………(大さじ1/2)9g
清酒　普通酒 ………………………………………5g
上白糖　車糖 ………………………………………2g
甜面醤 ………………………………………………5g

作り方

1. タケノコの水煮、ピーマン(青・黄・赤)は薄切りにする。
2. ねぎは斜めにスライスする。
3. ボウルに調味料をすべて入れ、混ぜ合わせる。

4. フライパンに油をひき、中火で熱し、みじんにんにく、1 を加えて炒める。
5. ピーマンがしんなりしてきたら 2、3 を入れ、さっと全体を混ぜ合わせ、とろみがついたら火から下ろす。

～大学芋～

○材料(1人分)

黄さつまいも　塊根　皮つき　生	80g
調合油	3g
こいくちしょうゆ	(小さじ1/2)3g
上白糖　車糖	10g
ごま　炒り	0.5g

作り方

1. さつまいもは皮つきのまま1cm 幅の輪切りにして、さらに1cm 幅の拍子木切りにする。
2. 水に10分ほどさらし、キッチンペーパーで水気を拭き取る。
3. フライパンに油を入れて中火で熱し、2を入れて火が通りカリッとするまで炒める。
4. 中火のまま調味料を加えて全体にからめたら火から下ろし、お皿に盛り付けごまをふる。

～ザーサイ雑炊～

○材料(1人分)

米　精白米　うるち米 …… 30g
しいたけ　干ししいたけ …… 1g
にんじん　根　皮むき　生 …… 10g
ザーサイ　漬物 …… 8g
清酒　普通酒 …… 1g
食塩 …… 0.2g
こいくちしょうゆ …… 1g

作り方

1. しいたけは水で戻し、細切りにする。
2. にんじんは細切りにする。
3. ザーサイは粗みじんにする。
4. 鍋で米を研いで、水を入れ中火にかける。
5. 調味料、1、2を入れ沸騰したら弱火にして20分炊く。
6. 好みの硬さに炊き上げたらザーサイを入れる。

3日目

間食

～ぶどう2分の1房～

ぶどう　生 …… (2分の1房)50g

～梨４分の３～

日本梨　生 ……………………………………………… 100g

一日の栄養摂取量

	エネルギー (kcal)	たんぱく質 (g)	ナトリウム (mg)	カルシウム (mg)
目標量	1,847	61.3	3,950	622
摂取量	990	21.2	3,117	221
比率	54%	35%	79%	36%

	鉄 (mg)	レチノール活性当量 (μg)	ビタミンB1 (mg)	ビタミンB2 (mg)
目標量	10.8	546	0.93	1.08
摂取量	4.4	200	0.70	0.66
比率	41%	37%	75%	61%

	ビタミンC (mg)	コレステロール (mg)	食物繊維総量 (g)	食塩相当量 (g)
目標量	94	400	20.0	10.0
摂取量	164	3	21.1	7.9
比率	174%	1%	106%	79%

☆含硫アミノ酸メチオニン　297㎎

おわりに

どの治療を選ぶかで人生が180度変わってくる

私は40年以上にわたり最先端のがん医療に携わってきましたが、がん医療の研究は常に進化し続けています。前著『ステージ4でもあきらめない最新がん治療』と合わせて読んでいただくことで、がん治療の新常識となる代謝異常・免疫異常について理解できることと思います。

本書をお読みいただいたみなさんはもうよくおわかりだと思いますが、大切なことなので繰り返します。

がん治療の選択肢は、標準治療だけではありません。どの治療を選ぶかで患者さんのＱＯＬ（生活の質）はもちろん、人生が１８０度変わってきます。

もし、「主治医はこれしか治療法がないというけど、納得いかない」「ほかにもっと有効な治療法がないのか知りたい」というときは、セカンド・オピニオンを受診しましょう。

がん医療の研究が進んでいる今の時代は、新しい理論や治療法をとり入れている医師と、そうでない医師とでは、知識量や治療方針に大きな差があります。

例えば、本書でご紹介したメチオニン制限治療についても、全身のメチオニンPETについても、当院以外では実施できません。


第2章で体験談をご紹介したがんサバイバーの患者さんも、私のクリニックでセカンド・オピニオンを受診されてメチオニンPETを受けられ、3年間も主治医の検査で見逃されていたがんの再発が見つかりました。

彼女は最初からメチオニンPETを受けておけばよかったと後悔されていましたが、転移の状況が正確にわかったことで「生きる希望が湧いてきました」とおっしゃっていました。

こうしたケースもありますので、検査も治療も1か所の医療機関だけで判断するのではなく、より精度の高い検査や治療を行っている医療機関でセカンド・オピニオンを受けることをおすすめします。

ほかでもないご自身の生命に関わることですから、ぜひ納得のいく最善の治療を選んでください。

本書の冒頭でも、これからはがんそのものを発生させないようにする0次予防の時代であるというお話をしました。

内閣府は公式ホームページで、「人々の幸福（Human Well-being）」の実現を目指す「ムーンショット目標」という10の指標を表明しています。

その中では、「2040年までに、主要な疾患を予防・克服し100歳まで健康不安なく人生を楽しむためのサステイナブルな医療・介護システムを実現」（ムーンショット目標7）、「2050年までに、超早期に疾患の予測・予防をすることができる社会を実現」（ムーンショット目標2）という目標が掲げられています。

これらの目標は、まさにがんの発生を未然に防ぐ0次予防に通じるものといえます。

がんの研究が進むと同時に、こうした目標も現実のものになっていくはずです。

これからも、最新の検査や治療の情報を広くお届けして、がんで苦しむ方がひとりでも少なくなる社会の実現に貢献していきたいと思っております。

2024年秋

宇都宮セントラルクリニック理事
放射線科専門医
佐藤　俊彦

巻末付録

さまざまな食品の
メチオニン含有量比較一覧

★野菜	重さ(g)	メチオニン(mg)
アスパラガス	180	50
ブロッコリー	91	35
ごぼう	118	11
白菜	179	15
キャベツ	150	9
にんじん	128	26
カリフラワー	107	21
セロリ	101	5
きゅうり	104	6
なす	99	9
ケール	67	18
レタス	36-47	6-7
山芋	145	33
マッシュルーム	156	34
オクラ	160	32
たまねぎ	210	23
パセリ	60	25
ピーマン	149	9
かぼちゃ	245	20
大根	116	12
青のり	26	38
ほうれん草	30	16
ズッキーニ	180	23

トマト	149	9
カブ	156	14
ジャガイモ（皮つき）	148	56
ほうれん草（調理済）	180	99
さつまいも（調理済）	200	74
トウモロコシ（調理済）	165	112

★果物	重さ(g)	メチオニン(mg)
りんご	125	1
バナナ	225	18
ブルーベリー	148	18
イチジク	64	4
グレープフルーツ	230	12-18
ぶどう	92	19
グァバ	165	26
キウイフルーツ	180	43
マンゴー	165	13
メロン	177	21
オリーブ（缶）	15	2
オレンジ	180	36
パパイヤ	145	3
もも	154	15
梨	122	7
かき	25	2
パイナップル	165	20
干しぶどう	165	35
イチゴ	152	3
みかん	195	4
すいか	154	9
アボカド	150	57
干しイチジク	149	51

★豆果類	重さ(g)	メチオニン(mg)
ミソ	17	22
おから	122	50
しょうゆ	14	13
豆乳	243	39
ソラマメ	170	105
とうふ　絹	120	101
とうふ　もめん	124	134
えんどう豆（調理済）	160	130
小豆	230	182
ヒヨコ豆	164	190
レンズ豆	198	152
エダ豆	155	215
インゲン豆	179	261
大豆	172	385

★穀類	重さ(g)	メチオニン(mg)
タピオカ	38	1
ソバ	114	82
コーンミール	39	64
パスタ	124	79
モロコシ属	48	81
ライ小麦	48	98
米	158	100
オーツ麦	39	122
グルテンフリーのパスタ	141	102
玄米	202	117
小麦	48	111
キヌア	185	178

★ナッツ	重さ(g)	メチオニン(mg)
アーモンド	28.35	44
アーモンドバター	16	20

カシューナッツバター	16	50
干し栗	28.35	33
生ココナッツ　千切り	80	50
干しココナッツ　千切り	28.35	37
ココナッツウォーター	240	31
マカダミアナッツ	28.35	7
ココナッツミルク	240	86
ヘーゼルナッツ	28.35	63
ピーナッツ　ドライロースト	28.35	82
クルミ	28.35	67
カシューナッツ	28.35	103
ピスタチオナッツ	28.35	102

★種子類	重さ(g)	メチオニン(mg)
ごま	28.35	159

★動物性食品	重さ(g)	メチオニン(mg)
卵	33	132
ゴーダチーズ	28.35	204
低脂肪牛乳　(乳脂肪1%)	245	215
牛乳（乳脂肪3.25%)	244	203
パルミジャーノチーズ	28.35	272
ヨーグルト　プレーン　スキムミルク	170	287
牛肉　赤身	85	648
トリ肉　ムネ肉	85	675
カニ肉	134	730
タラ	85	448
サーモン	85	640
缶のツナ	85	733
ハム	85	435
豚肉	85	609
エビ	85	565

〈著者プロフィール〉
佐藤俊彦（さとう・としひこ）
1960年、福島県生まれ。福島県立医科大学卒業。同大学放射線科に入局し、日本医科大学付属第一病院放射線科助手、獨協医科大学病院放射線科助手、鷲谷病院副院長を経て、1997年に宇都宮セントラルクリニックを開院。2002年、株式会社ドクターネット代表取締役社長就任。2012年10月、野口記念インターナショナル画像診断クリニック院長就任。現在、医療法人DIC宇都宮セントラルクリニック理事、セントラルメディカルクラブ顧問医、メディカルリサーチ株式会社顧問、米国財団法人野口医学研究所理事。著書に『がんになった医者が書いた あなたのがんは「これ」で9割防げる』『ステージ4でもあきらめない最新がん治療』（ともに幻冬舎）などがある。

ステージ4でもあきらめない
代謝と栄養でがんに挑む

2025年1月20日　第1刷発行

著　者　佐藤俊彦
発行人　見城 徹
編集人　福島広司
編集者　宮崎貴明

GENTOSHA

発行所　株式会社 幻冬舎
〒151-0051　東京都渋谷区千駄ヶ谷4-9-7
電話　03(5411)6211(編集)
03(5411)6222(営業)
公式HP：https://www.gentosha.co.jp/
印刷・製本所　中央精版印刷株式会社

ISBN978-4-344-04398-5　C0047

この本に関するご意見・ご感想は、
下記アンケートフォームからお寄せください。
https://www.gentosha.co.jp/e/